国家卫生健康委员会"十四五"规划教材配套教材

全 国 高 等 学 校 配 套 教 材

供八年制及"5+3"一体化临床医学等专业用

病理生理学
疾病案例与临床思维

主 审　王建枝

主 编　陈国强　钱睿哲

副主编　高钰琪　孙连坤　王小川　李 骢

U0284957

人民卫生出版社

·北 京·

图书在版编目（CIP）数据

病理生理学疾病案例与临床思维 / 陈国强，钱睿哲
主编 . —北京：人民卫生出版社，2024.2
全国高等学校八年制及"5+3"一体化临床医学专业
第四轮规划教材配套教材
ISBN 978-7-117-36044-9

Ⅰ. ①病… Ⅱ. ①陈… ②钱… Ⅲ. ①病理生理学 –
高等学校 – 教材 Ⅳ. ①R363

中国国家版本馆 CIP 数据核字（2024）第 047333 号

人卫智网	www.ipmph.com	医学教育、学术、考试、健康，购书智慧智能综合服务平台
人卫官网	www.pmph.com	人卫官方资讯发布平台

病理生理学疾病案例与临床思维
Bingli Shenglixue Jibing Anli Yu Linchuang Siwei

主　　编：陈国强　　钱睿哲
出版发行：人民卫生出版社（中继线 010-59780011）
地　　址：北京市朝阳区潘家园南里 19 号
邮　　编：100021
E - mail：pmph @ pmph.com
购书热线：010-59787592　010-59787584　010-65264830
印　　刷：天津市光明印务有限公司
经　　销：新华书店
开　　本：787×1092　1/16　　印张：8
字　　数：205 千字
版　　次：2024 年 2 月第 1 版
印　　次：2024 年 4 月第 1 次印刷
标准书号：ISBN 978-7-117-36044-9
定　　价：42.00 元

打击盗版举报电话：010-59787491　E-mail：WQ @ pmph.com
质量问题联系电话：010-59787234　E-mail：zhiliang @ pmph.com
数字融合服务电话：4001118166　E-mail：zengzhi @ pmph.com

编　委

参编教师

(按章节先后排名)

李　琳　南方医科大学

邢象斌　中山大学附属第一医院

沈　静　浙江大学基础医学院

苏　静　吉林大学基础医学院

胡晓青　吉林大学基础医学院

王一阳　暨南大学医学部

刘　瑞　西安交通大学基础医学院

陈玉霞　海军军医大学

王　念　中南大学基础医学院

田执梁　哈尔滨医科大学附属第二医院

王新红　复旦大学上海医学院

陈德伟　陆军军医大学

陈　松　华中科技大学同济医学院附属同济医院

陈　刚　华中科技大学同济医学院附属同济医院

周　励　上海交通大学医学院附属瑞金医院

陈薇薇　上海交通大学医学院附属瑞金医院

卫晓慧　安徽医科大学

张彩华　大连医科大学

尹　君　武汉大学基础医学院

前　言

　　《病理生理学疾病案例与临床思维》是全国高等院校八年制及"5+3"一体化临床医学专业第4版《病理生理学》规划教材的配套教材,由该规划教材编委会的编者编写而成,是高等医药院校本科生、研究生、临床医生及医药工作者学习病理生理学的参考书。

　　本配套教材共19章,按照规划教材的章节依次编录(除了绪论和疾病概论),配套教材中的案例由"案例介绍"和"案例分析纲要"两部分组成。其中,案例介绍包括病史摘要、体格检查、辅助检查、临床思维过程和防治原则;案例分析纲要由多道思考题组成,涵盖案例分析要点。需要注意的是,案例中一些实验室指标的正常参考范围不完全一致,主要是由于患者年龄、检测方法和仪器不同所致,因此评判指标是否正常时,需参考相应指标的正常范围。希望通过案例学习和分析提高医学生的学习兴趣,提升医学生分析问题和解决问题的能力。

　　案例教学是临床实践活动的真实模拟,缩短了情景教学与临床实践的距离,有助于医学生从学生向医生、从"学会"向"会学"的转变。新时代医学教育模式强调以结果为导向、学生为中心的岗位胜任力培养,医学教育进入了学科融合跨界交叉的改革。临床思维训练不仅需要运用医学科学知识,还需要人文社会、自然以及行为科学等知识。临床思维能力的培养是提高医学生岗位胜任力的有效手段之一。医学生需要通过各种途径不断进行临床思维决策能力的锻炼与提升。本配套教材中的案例对应规划教材相应的章节内容,案例中采用多项临床诊治新技术,体现了多学科交叉融合的特点;案例分析中注重临床诊疗思维的培养,融入思政内容,以期为培养具有精湛医术和高尚医德的医学人才提供资源。

　　本配套教材的编写人员,既有从事基础教育教学的专业教师,也有从事临床实践的医生。全体编者在编写过程中通力协作,积极沟通交流,因此该教材是编者集体智慧的结晶,在此对全体编者和为本书出版作出贡献的所有同仁致以由衷的感谢。

　　由于编者水平有限,本配套教材难免存在疏漏之处,敬请广大读者批评指正,以期不断完善。

陈国强　钱睿哲

2023年5月15日

目　录

第一章
疾病发生发展的细胞机制

案例一 久咳不愈莫小视

一、案例介绍

【病史摘要】

患者,女,45岁。因"咳嗽3个多月,加重伴痰中带血5d"主诉就诊。门诊肺部CT提示"右肺上叶前段2.8cm×2.3cm×1.6cm肿块影,符合周围型肺癌",收住胸外科。起病以来,患者精神、食欲可,大小便无特殊异常,体重下降约2kg。否认肝炎、结核等传染病史,否认手术、输血史,否认药物过敏史,否认吸烟史。

【体格检查】

T 36.8℃,R 20次/min,P 78次/min,BP 120/75mmHg。右上肺呼吸音稍减弱,心音正常,律齐,各瓣膜听诊区未闻及病理性杂音。腹平软,无压痛及反跳痛,肝脾肋下未触及。

【影像学检查】

1. **肺部CT** 右肺上叶前段见肿块影,大小约2.8cm×2.3cm×1.6cm,边界欠清晰,形态欠规则,边缘见"毛刺征",周围见斑片模糊影。病灶增强扫描呈不均匀强化,余肺野未见明显实质性占位性病变。双侧肺门无增大,纵隔未见占位性病变,未见淋巴结肿大。胸廓对称,胸壁无异常改变,双侧胸膜光滑,双侧胸腔未见积液,双侧腋窝未见肿大淋巴结。

2. **影像诊断** 右肺上叶前段肿块,符合周围型肺癌。

【临床思维过程】

1. 鉴别诊断

(1)肺部良性肿瘤:病程较长,临床上大多无症状,影像学上常呈圆形块影,边缘整齐,没有毛刺,也不呈分叶状。

(2)肺结核:尤其是要与肺结核瘤鉴别,肺结核瘤较多见于青年患者,病程较长,患者有较密切的结核病接触史,伴有低热(午后为著)、盗汗、乏力、食欲缺乏、消瘦等表现,呼吸道症状有咳嗽、咳痰、咯血、胸痛、不同程度胸闷或呼吸困难;痰中可发现结核分枝杆菌,结核菌素试验强阳性有助于诊断;影像学上,病灶多呈圆形,边界光滑,密度不均,可见钙化,结核瘤的周围常有散在的结核病灶,称为卫星灶。

(3)肺脓肿:是由多种病因引起的肺组织化脓性病变,早期为化脓性炎症,继而坏死形成脓肿。患者中毒症状明显,会出现寒战、高热(>39℃)、咳嗽、咳大量脓臭痰。血液检查可有白细胞计数增高、核左移,胸片可见密度均匀的大片状阴影伴有空洞。

2. **诊断过程** 根据患者的病史、体格检查及CT检查结果,入院诊断为"右肺上叶周围型肺癌",入院后完善术前检查,术后病理检查进行确诊。

肺癌是起源于肺部支气管黏膜或腺体的恶性肿瘤,男性肺癌发病率和死亡率均占所有恶性肿瘤的第 1 位,女性发病率和死亡率均占第 2 位。肺癌的病因至今尚不完全明确,有证据表明,其与吸烟、空气污染、职业致癌因子、饮食、遗传等因素有关。肺癌的临床表现比较复杂,症状和体征的有无、轻重以及出现的早晚,取决于肿瘤发生的部位、病理类型、有无转移及有无并发症,以及患者的反应程度和耐受性的差异。肺癌早期症状常较轻微,甚至可无任何不适。咳嗽是最常见的症状,痰中带血或咯血亦是肺癌的常见症状,这是由于肿瘤组织血供丰富、质地脆,剧烈咳嗽时血管破裂而导致的;咯血亦可能由肿瘤局部坏死或血管炎引起。Ⅰ期、Ⅱ期患者可以选择根治性手术,根据术后病理学诊断、临床分期、基因检测等结果,制订综合治疗方案。

3. 术后病理

(1)肉眼所见:送检肺组织大小约 13cm×10cm×4cm,支气管断端直径 2.2cm,距支气管断端 2cm 剖开处见一肿物,大小约 3cm×2.3cm×1.6cm,切面灰黑色,质稍硬。

(2)病理诊断:(右肺上叶)浸润性肺癌,中分化腺泡型,未见明显脉管及神经侵犯,伴第 10 组淋巴结(1 枚/6 枚)转移,(右肺上叶)支气管断端和缝合钉切缘未见癌细胞侵及。免疫组化:肿瘤细胞 TIF-1(+)、NapsinA(+)、CK7(+)、EGFR(+)、Ki67 阳性率约 40%。

【防治原则】

根据《肺癌规范化诊疗指南》,应依据病理学诊断、临床分期、基因检测等结果,制订综合治疗方案。一般来说,Ⅰ期肺癌患者可以选择根治性手术;Ⅱ期肺癌患者可以选择根治性手术+术后化疗;Ⅲ期肺癌患者可以选择手术+术后放化疗,或者术前放化疗+手术+术后放化疗;Ⅳ期肺癌患者,如果有敏感基因突变,通常选择相应的靶向治疗,如果没有基因突变,或者未行基因检测,腺癌可以选择铂类为主的联合化疗+贝伐珠单抗,鳞癌或小细胞肺癌通常选用含铂双药方案化疗。

二、案例分析纲要

1. 肿瘤细胞过度增殖的机制有哪些?
2. 请从细胞死亡的角度分析恶性肿瘤的发病机制。
3. 该患者免疫组化显示肿瘤细胞 EGFR(+),试述其在肿瘤细胞增殖中的作用。

案例二　便中带血未必痔

一、案例介绍

【病史摘要】

患者,男,72 岁。因"大便次数增多、带黏液,便中带血 3 个月,加重 1 个月"主诉就诊。门诊肠镜检查显示乙状结肠肿物,2d 后入院。

患者自诉近 3 个月来大便次数增多,有时带黏液,便中带血,自认为痔疮,未就诊及治疗。近 1 个月来上述症状加重,且常感乏力,有时感觉发热(具体体温不清),遂到门诊就诊。门诊肠镜检查示乙状结肠肿物,肿物组织活检病理提示乙状结肠绒毛状管状腺瘤,部分腺体中-重度异型增生,呈高级别上皮内瘤变。患者否认肠癌家族病史。

【体格检查】

T 37.1℃,R 20 次/min,P 78 次/min,BP 130/80mmHg。面色略显苍白,心肺未见异常。腹平软,未触及明显包块。直肠指诊提示轻度内痔,未触及直肠肿物。

【实验室检查】

1. **血常规**(表 1-1)

表 1-1 血常规检查结果

项目	检测值	单位	正常范围
白细胞	5.20	$\times 10^9/L$	3.5~9.5
中性粒细胞	3.12	$\times 10^9/L$	1.8~6.3
淋巴细胞	1.56	$\times 10^9/L$	1.1~3.2
单核细胞	0.36	$\times 10^9/L$	0.1~0.6
嗜酸性粒细胞	0.16	$\times 10^9/L$	0.02~0.52
嗜碱性粒细胞	0	$\times 10^9/L$	0~0.06
中性粒细胞占比	60	%	40~75
淋巴细胞占比	30	%	20~50
单核细胞占比	7	%	3~10
嗜酸性粒细胞占比	3	%	0.4~8
嗜碱性粒细胞占比	0	%	0~1
红细胞	3.26	$\times 10^{12}/L$	3.5~5.5
血红蛋白	102	g/L	110~160

2. **肠道肿瘤标志物**(表 1-2)

表 1-2 肠道肿瘤标志物检查结果

项目	检测值	单位	正常范围
甲胎蛋白	0.9	μg/L	0~10
癌胚抗原	1.5	μg/L	0~5
糖抗原 CA199	12	U/ml	0~37
糖抗原 CA125	7.1	U/ml	0~35

3. **大便常规** 大便潜血(++)。

4. **门诊肠镜** 肠镜检查发现乙状结肠有约 4.0cm×3.2cm 大小的肿物,中央溃疡形成。

5. **肿物组织活检病理** 提示乙状结肠绒毛状管状腺瘤,部分腺体中-重度异型增生,呈高级别上皮内瘤变。因取材表浅,未能判断浸润情况。

【影像学检查】

1. **腹部、盆腔 CT 检查** 乙状结肠可见节段性管壁不规则增厚,长约 50cm。局部肠腔变窄,增强扫描呈不均匀性明显强化,周围脂肪间隙稍模糊,肠周见数个小淋巴结。余胃肠道未见明显异常。

2. 影像诊断　乙状结肠占位,考虑乙状结肠癌可能性大,请结合病理检查。

【临床思维过程】

1. 鉴别诊断　盲肠癌与升结肠癌易被误诊为慢性阑尾炎、阑尾包块、上消化道出血、缺铁性贫血等。肝曲结肠癌或右侧半横结肠癌可引起右上腹不适、疼痛,常被误诊为胆石症;左半结肠癌易被误诊为慢性结肠炎、慢性细菌性痢疾、血吸虫病、便秘、痔等。

2. 诊断过程　根据患者病史、体格检查及肠镜和活检病理结果,入院诊断为"乙状结肠癌"。入院后完善术前检查,腹部、盆腔 CT 检查评估肿瘤转移情况,术后病理检查进行确诊。

患者为 72 岁男性,出现大便习惯改变(次数增多、带黏液),便中带血 1 个月,应考虑肠道占位性病变。部分肠癌患者血清肿瘤标志物 CEA、CA199 可正常。患者面色略显苍白,血常规示轻度贫血,大便潜血阳性,提示贫血可能与消化道慢性失血有关。肠镜检查发现乙状结肠肿物且中央溃疡形成,一般提示恶性;活检病理进一步发现高级别上皮内瘤变,基本表明肿物为恶性。需进一步完善腹部、盆腔 CT 检查,评估肿瘤转移情况,以及腹主动脉旁淋巴结是否肿大,癌肿对周围结构或器官有无浸润,判断手术切除的可能性和危险性等,为术前选择合理治疗方案提供可靠依据。

3. 术后病理

(1)肉眼所见:送检肠管一段,长 10cm,周径 4.5~6.5cm,距一端切缘 3cm、另一端 5.5cm 处,可见一大小约 3.5cm×3cm×1cm 溃疡型肿物,切面灰黄,质硬。大网膜组织直径共 6cm。

(2)病理诊断:(乙状)结肠中分化腺癌,浸润肠壁全层至浆膜下脂肪组织,可见神经束侵犯,未见明确癌栓,另见淋巴结 2 枚,未见癌细胞(0/2)。免疫组化:癌细胞 MSH2(+)、MSH6(+)、MLH1(+)、EGFR(++),Ki67 阳性率约 50%。

【防治原则】

根据《结肠癌规范化诊疗指南》,临床上一般应采取以手术为主的综合治疗。根据患者的全身状况和各脏器功能状况、肿瘤的位置、肿瘤的临床分期、病理类型及生物学行为等决定治疗措施。合理利用现有治疗手段,以期最大限度地根治肿瘤、保护脏器功能和改善患者的生活质量。结肠癌的治疗主要有手术治疗、放射治疗、化学治疗及靶向治疗。术后病理及免疫组化检查有助于制订术后化学治疗及靶向治疗等具体治疗方案。

二、案例分析纲要

1. 肿瘤细胞凋亡不足的机制有哪些?

2. 该患者 EGFR(++),请分析其在结肠癌细胞增殖中的作用。

3. 请查阅相关资料,说明 Ki67 阳性率在患者诊疗中的意义。

(谭红梅　李　琳　姜　勇　邢象斌)

第二章

疾病发生发展的分子机制

案例一　无法停止的"舞蹈"

一、案例介绍

【病史摘要】

郑女士,49 岁,工人。因"进行性肢体不自主活动 10 年"主诉就诊。患者 10 年前无明显诱因出现四肢不自主活动,持续数秒即停止。后症状逐渐加重,四肢不自主活动的频率及摆动幅度逐渐增加,动作笨拙,精细活动完成困难,出现行走不稳,偶有跌倒,但一般工作、生活尚能自理。患者言语表达欠流利,情绪消极,易激惹,记忆力下降,睡眠差,食欲尚可,大小便正常。无头晕、头痛,无饮水呛咳。无吸烟和酗酒史,无糖尿病、高血压、严重心脑血管疾病病史,无特殊药品服药史。未婚未育,其他个人史无特殊。

家族史:母亲有类似病史,已故未诊断。

【体格检查】

T 36.5℃,R 17 次/min,P 90 次/min,BP 145/89mmHg。神志清楚,精神一般。时间、地点定向力正常,记忆力及计算力下降,精细动作执行力下降。构音障碍,听读正常,对答切题。头部可见不自主晃动,眼震未引出,两侧鼻唇沟对称,伸舌居中。胸腹部查体正常。关节无畸形,四肢肌张力减退,腱反射活跃,肌力 4 级,四肢频繁不自主摆动,走路迟缓,舞蹈样步态,Romberg征阳性,双侧深、浅感觉正常,双侧病理征未引出。

【辅助检查】

血常规、尿常规、大便常规、血生化检查、甲状腺功能未见异常。外周血棘红细胞涂片、血清铜蓝蛋白、心肌酶谱等检验均正常。心电图检查正常。HAMA(汉密尔顿抑郁量表)评分为 17 分,HRDS(汉密尔顿焦虑量表)评分为 22 分,MMSE(简易智能精神检查量表)评分为 25 分。头颅磁共振:双侧大脑半球对称,两侧额顶颞叶白质区、两侧基底节区多发点状长 T_2 信号影,余脑实质内未见明显异常信号。脑灰白质分界清楚,脑沟、脑裂增宽,脑室系统扩张,脑中线结构居中。基因检测(图 2-1):亨廷顿病(Huntington disease,HD)*HTT* 基因 CAG 拷贝数,其中一个等位基因为 24 次,属正常范围;另一个为 44 次,属全突变范围。

【临床思维过程】

患者起病隐匿,在无明显诱因下出现逐渐加重的四肢舞蹈样不自主运动,精细活动完成困难,行走不稳,并伴有记忆力下降及抑郁心境、易激惹等精神症状。体格检查发现患者头部和四肢有不自主的非刻板运动,舞蹈样步态,构音障碍,认知功能减退。头颅磁共振显示有脑萎缩改变。量表评分提示抑郁和焦虑。结合患者母亲有类似疾病,从临床表现和家族史均符合亨廷顿病的初步诊断。同时,患者外周血棘红细胞涂片、血清铜蓝蛋白检验均正常,可与神经

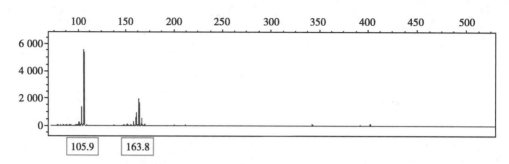

图 2-1　患者 *HTT* 基因 DNA 片段分析图

棘红细胞增多症、肝豆状核变性等疾病进行鉴别。进一步进行基因检测发现 *HTT* 基因的一个等位基因 CAG 拷贝数超过 40 次,为完全外显,可确诊为亨廷顿病。

亨廷顿病是一种以舞蹈样运动、精神问题和痴呆为特征的遗传性进行性神经变性病。该病由第 4 号染色体短臂上 *HTT* 基因上 CAG 三种核苷酸重复扩增所致,呈常染色体显性遗传。*HTT* 基因编码的亨廷顿蛋白出现多聚谷氨酰胺链扩增,积聚在病变细胞内,其病理改变主要累及中枢神经系统,以尾状核和壳核(新纹状体)萎缩最突出。该病的诊断依据是存在典型临床特征(舞蹈症、精神障碍、痴呆)、家族史以及基因检测证实的 *HTT* 基因 CAG 扩增。神经影像学检查常用于排除其他结构性病变。

【防治原则】

亨廷顿病目前尚无治愈方法,大多数患者会在症状开始后 10~30 年死亡,治疗以对症支持为主。该病作为一种复杂的进展性疾病,会对患者及其家庭生活造成严重影响。患者在发病前数年就可能出现易激惹、抑郁、偏执狂等精神症状,自杀风险增加。因此,最好由涉及神经科、精神科、遗传学、社会工作、物理治疗等多专业领域的多学科团队提供医疗,以解决其身心需求。同时,该病的自然病程个体差异较大,应建立预后意识,并在疾病发展过程中仔细考虑患者及其家属的价值观和决策,提供必要的医学建议和人文关怀。

二、案例分析纲要

1. 本案例中哪些临床信息提示亨廷顿病的初步诊断?

提示:患者有哪些典型临床特征,家族史有何发现?

2. 亨廷顿病的遗传学基础是什么?

提示:疾病的基因改变是什么?

3. 该患者的主要发病机制是什么?

提示:疾病主要累及什么系统,与临床表现有何关联?

4. 该患者的鉴别诊断有哪些?

提示:从遗传性和获得性病因两方面讨论。

5. 如果你是该患者的主管医生,你将如何与患者及其家属沟通病情?

提示:应向患者提供必要的医学知识,帮助患者及其家属建立对疾病的预后和治疗目标,提供人文关怀。

6. 试以思维导图的形式总结本案例的临床信息和诊疗思路。

案例二　致命的瘀青

一、案例介绍

【病史摘要】

王某,女,46 岁。因"反复双下肢瘀青 3 周,发作性晕厥 1d"主诉就诊。患者 3 周前无明显诱因出现双下肢皮肤瘀斑,有鼻出血和牙龈出血。1d 前晨起如厕时突感头晕,随即晕倒,自行醒来后入院就诊。患者 10 年前因乳腺癌行左侧乳房切除术,术后长期服用他莫昔芬片 10mg/次、每日 2 次,维持治疗。无吸烟和酗酒史,无糖尿病、高血压、肾病、严重心脑血管疾病病史,无肝炎、结核等传染病史,无食物、药物过敏史。其他个人史、婚育史或家族史无特殊。

【体格检查】

T 37.8℃,R 20 次/min,P 110 次/min,BP 120/80mmHg。神志清楚,精神一般,贫血面容,全身皮肤散在性瘀斑、瘀血。浅表淋巴结未触及肿大,胸骨无压痛,心肺未发现异常,肝脾肋缘下未触及。双侧膝关节周围瘀青。

【实验室检查】

白细胞 30.3×10^9/L,血红蛋白 63g/L,血小板 58×10^9/L,异常细胞 91%。凝血功能检查:纤维蛋白原 1.15g/L,凝血酶原时间 16.2s,D-二聚体 6.92μg/ml。骨髓常规检查(图 2-2):早幼粒细胞 91%,形态学提示急性早幼粒细胞白血病(acute promyelocytic leukemia,APL)。免疫分型:异常幼稚粒细胞 94.1%;FISH:t(15;17)90%;PML/RARA:6.70%。

【影像学检查】

肺部 CT:两侧胸腔积液伴两肺下叶萎陷。

【临床思维过程】

患者的临床表现以不明原因出血为主,包括反复皮肤瘀青、鼻出血和牙龈出血等。此类表现大多与血小板减少和凝血功能异常有关。血常规检查示血三系细胞异常,血小板低,纤维蛋

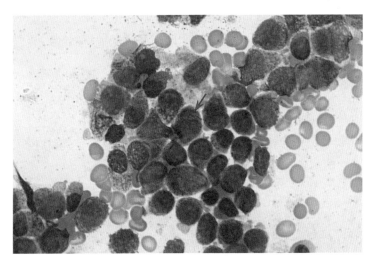

图 2-2　骨髓常规涂片
箭头所指为异常早幼粒细胞,内含奥氏小体(Auer小体)

白原低,D-二聚体高,凝血酶原时间延长,外周血涂片有异常幼稚粒细胞,高度怀疑 APL。诊断上需要与骨髓增生异常综合征、实体肿瘤骨髓侵犯,以及其他类型的白血病进行鉴别。进一步完善骨髓穿刺的 MICM[细胞形态学(morphology)、免疫学(immunology)、细胞遗传学(cytogenetics)和分子生物学(molecular biology)]分型,明确 APL 的诊断。同时,患者白细胞高于 $10 \times 10^9/L$,为高危型。

APL 是一种特殊类型的急性髓系白血病(acute myeloid leukemia,AML)。绝大多数患者含有特异性染色体易位 t(15;17)(q22;q12),形成 *PML-RARA* 融合基因,其蛋白产物可作为一种异常的视黄酸受体(retinoic acid receptor,RAR)发挥作用,使细胞无法正常分化并异常增殖,从而使骨髓中堆积大量异常的早幼粒细胞,导致 APL。

【防治原则】

APL 最重要的特点是容易合并弥散性血管内凝血(DIC)及出血,导致早期死亡率较高,因此 APL 的早期诊断至关重要。一旦根据细胞学标准怀疑 APL,若无视黄酸禁忌证,应及时开始口服视黄酸进行治疗,不能因为等待骨髓穿刺结果而延误治疗。视黄酸能促进恶性早幼粒细胞终末分化为成熟的中性粒细胞。视黄酸合并砷剂或化疗是目前的标准治疗方案。同时,高危组患者肿瘤负荷高,血小板低,凝血功能障碍明显,容易发生脑出血等严重并发症,应给予强有力的支持治疗,如输注血小板、纤维蛋白原等。

在使用视黄酸及砷剂治疗之前,APL 主要采用化疗方法治疗,因其容易合并 DIC、脑出血等,死亡率较其他类型白血病更高。目前 APL 的长期生存率高达 80% 以上,这与我国血液病医生及科研工作者发挥的重要作用息息相关。从 20 世纪 80 年代张亭栋教授等自制的癌灵一号,到 1988 年王振义教授在国际血液权威性刊物上发表视黄酸治疗 APL 的文章,再到陈竺教授团队发现三氧化二砷对 APL 的作用机制,推动视黄酸联合砷剂的治疗方案,这些中国科学家在治疗急性早幼粒细胞白血病中做出了巨大贡献,拯救了众多患者的生命。

二、案例分析纲要

1. 本案例有哪些典型临床特征提示血液系统疾病?

提示:患者有哪些典型临床特征?

2. 哪些实验室检查可用于快速初诊 APL? 本案例的相应检查结果提示什么?

提示:APL 的快速初诊可为降低疾病的早期死亡率赢取宝贵时间。哪些实验室检查可及时提供相关信息?

3. 该患者的主要发病机制是什么?

提示:疾病的分子生物学基础是什么,与临床表现有何关联?

4. 在 APL 的治疗研究中,中国科学家做出了哪些贡献?

提示:思考中国科学家推动视黄酸联合砷剂治疗方案的历史经验和启示。

5. 试以思维导图的形式总结本案例的临床信息和诊疗思路。

(沈　静　邵吉民)

第三章

衰老与疾病

案例一 消瘦的大爷

一、案例介绍

【病史摘要】

高某,男,75 岁。3 个月前因"胆管癌"行肝脏部分切除术、肝外胆管切除术、胆道空肠切除术和空肠切除术。术后患者体重逐渐下降,四肢消瘦,肌肉无力,行走困难,易疲劳。有糖尿病、高血压和十二指肠溃疡病史,无过敏史。

【体格检查】

T 36.4℃,R 16 次/min,P 70 次/min,BP 125/85mmHg。双肺呼吸音清,未闻及干湿啰音。患者体重、骨骼肌质量、骨骼肌质量指数(SMI)、脂肪质量、体脂率分别为 47.0kg、14.2kg、5.85kg/m²、19.4kg、41.3%。相比于术前,患者体重减少了 10.0kg。ECOG-PS 评分为 3 分(范围 0~4 分,分数越高表示残疾越严重)。

【检查与检验】

1. 双能 X 线(DXA):5.75kg/m²。

2. 握力:14kg。

3. 步速:0.6m/s。

【影像学检查】

1. MRI 患者肌肉横截面面积明显缩小,大腿肌肉明显萎缩,间质成分占比增多,肌肉轮廓欠规则(图 3-1)。

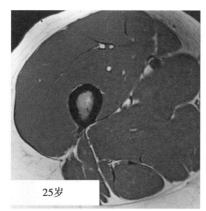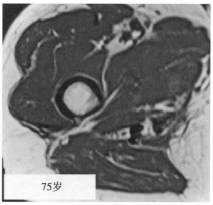

图 3-1 患者肌肉 MRI 所见

2. **肌肉超声**　股直肌（rectus femoris）、股中间肌（vastus intermedius muscle）的肌肉厚度（MT）降低，以及浅表腱鞘与股骨之间的距离缩小（图3-2）。

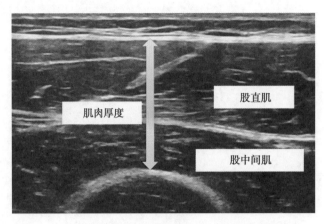

图 3-2　患者下肢肌肉超声图像

【实验室检查】
血液生化检查结果见表3-1。

表 3-1　血液生化检查结果

项目	检测值	单位	正常范围
白蛋白	25	g/L	30~55
总蛋白	40	g/L	60~88
血红蛋白	104	g/L	120~160
转铁蛋白	1.8	g/L	2.0~3.5

【临床思维过程】
　　肌少症主要分为两大类,当肌少症主要归因于衰老时,被称为"原发性肌少症";当归因于自然衰老以外的其他因素诱发时,则被称为"继发性肌少症"。在继发性肌少症中,糖尿病、肝炎、恶性肿瘤和器官衰竭等可能是肌少症的主要诱因。另外,缺乏运动,如不良生活习惯、残障或疾病引起的活动不便、日常运动过度缺乏均可能导致肌少症的发生。由此可见,肌少症是一种有诸多诱因的疾病,不同因素诱发的肌少症表现上很难区分,需要结合全面检查进行分析。

　　欧洲老年肌少症工作组对肌少症制订了诊断和衡量标准,分别是低骨骼肌力量、低骨骼肌质量、不良的运动表现。由于其十分贴合临床应用,可以认为是三项金指标,所以,要作出临床诊断必须首先了解疾病的诊断标准。

　　肌少症的发展顺序分为3个阶段:首先是肌少症前期,其特征为较低的骨骼肌力量,此时骨骼肌的肌肉量和运动功能仍可能保持正常。其次是肌少症阶段,其特征为较低的骨骼肌力量,并伴随较低的骨骼肌肌肉量或运动功能受损。最后是严重肌少症阶段,在这个阶段,患者同时具有骨骼肌肌肉量减少,骨骼肌力量明显降低,并伴随不良运动功能。因此,该患者的肌少症不完全是由现有疾病导致的,而是年龄因素与多种疾病长期共同作用的结果。我们要树立动态、全程、综合的临床案例分析思维模式。

在此案例分析中,还要处理好功能与体征的关系。因为与骨骼肌肌肉量相比,骨骼肌力量的变化更能反映肌少症对患者正常生活和健康状况的影响,并且在临床诊断中更容易作为量化的判断指标。因此,在EWGSOP对骨骼肌减少症诊断标准第1次修订时,将评判标准从单一的骨骼肌肌肉量减少修改为需要同时考虑骨骼肌功能方面的变化。在2018年的第2次修订中,将骨骼肌力量的改变作为肌少症最重要的诊断标准。这些进展表明,在分析临床案例时,我们不仅需要将实验室检查与临床表现相结合,还要全面分析整个机体功能的改变。目前,因为临床医学技术上的限制,骨骼肌肌肉量、骨骼肌力量和运动功能依旧是定义肌少症的三大金指标。我们还需要结合肌肉相关生理学等知识,全面考虑肌少症在病情发展过程中涉及骨骼肌结构、骨骼肌组成、骨骼肌组织生物学进程的改变等有关骨骼肌健康方面的问题。因此,这就需要我们树立"爱老、敬老"的理念,更加科学地指导老年人对该病的认识,提升开展健康与疾病相关知识的科普能力。

同时,还需要掌握如下基本功能检测技术:

(1)肌少症判定标准应综合肌肉量和肌肉功能的评估,主要评估指标有肌强度(骨骼肌力量)下降、肌肉量减少、日常活动功能失调等。

(2)基于DXA测量肌肉量,以身高校正后的四肢肌肉量为参照指标[四肢肌肉量(kg)/身高(m^2)],若低于青年健康人峰值的$-2SD$可诊断肌肉量减少。具体诊断阈值为:男性$<7.26kg/m^2$、女性$<5.45kg/m^2$。

(3)先行步速测试,若步速$\leq 0.8m/s$,则进一步测评肌肉量;步速$>0.8m/s$时,则进一步测评手部握力。若在静息情况下,优势手握力正常(男性握力$>25kg$,女性握力$>18kg$),则排除肌少症;若肌力低于正常,则要进一步测评肌肉量。若肌肉量正常,则排除肌少症;若肌肉量减少,则诊断为肌少症。肌肉量测定应首选DXA,也可根据实际情况选择MRI、CT或超声检查。

【防治原则】

肌少症可以从积极治疗原发疾病、加强锻炼、补充营养等方面进行综合预防与治疗。

1. **药物与营养**　在专业医生指导下,选择对症治疗药物,药物要根据医嘱服用。营养方面主要是补充蛋白质,同时要注意补充富含维生素的新鲜蔬菜。特殊原因不能进食时,需要单独补充蛋白质和身体所需的维生素。此外,在日常生活中要注意营养平衡,加强蛋白质等主要营养物质的摄入。

该患者可以采用全肠外营养、外周肠外营养和肠内营养的组合进行喂养;监测血糖水平。评估患者的身体状况、肾功能测试值,并调整益生菌处方以改善肠道运动。优先考虑患者的活动、能量摄入和消耗的平衡,卧床休息以预防有关并发症,预防全身性疾病的发生。目标能量摄入量被设定为35.0kcal/(kg·d),目标蛋白质摄入量为1.20g/(kg·d)。

2. **康复与锻炼**　根据机体条件设计一些能够增加肌肉功能的日常锻炼,锻炼要循序渐进,逐步增加力度;因人而异,在专业人员的指导下,选择散步、骑自行车、游泳等运动。锻炼时要适量,避免劳累。

待患者的四肢基本恢复后,指导其在床上进行上肢肌肉训练,每周5d,每天20min,训练目的是延长在床上的坐姿时间。此外,还要开始下肢肌肉训练,以防止骨骼肌流失。随着患者营养状况的改善,力量训练在治疗方案中的比例逐渐增加。在干预的第100d,患者要能够独立站立,开始步行训练。观察1周,患者状态平稳,四肢力量恢复,叮嘱注意事项后给予办理出院。

3. **原发性疾病**　对于现有疾病,要到专科进行治疗。例如糖尿病,在限制饮食的前提下,使血糖控制在理想水平的同时,要注意饮食平衡。

二、案例分析纲要

1. 根据本案例衰老与基础疾病引起肌少症的分析,简述哪些因素参与了肌少症的形成。
2. 如何认识诊断肌少症三大金指标的意义?
3. 试画出该患者肌少症与其他疾病在机制上的分析思维导图。
4. 结合所学知识,提出你对"吃粗粮,促长寿"等观念的认识。
5. 通过本章与本案例的学习,你对衰老、延缓衰老及敬老、爱老等的认识有哪些提高?

案例二　渐进性视力下降的文先生

一、案例介绍

【病史摘要】

文先生,男,53 岁。因"渐进性双眼视力下降 2 年,逐渐加重(右眼为著)半年"主诉就诊。患者 2 年前因"视物模糊"于外院眼科门诊就诊,诊断为"白内障(双眼、初发期)、老视(双眼)",给予吡诺克辛滴眼液(延缓初发期白内障进展)滴眼、验光配镜治疗,暂未行其他检查。患者于半年前自觉视力下降显著(右眼尤重),不伴有眼痛、眼红、畏光、流泪、异物感等症状,遂于我院眼科门诊就诊,以"白内障(右眼,成熟期;左眼,初发期),视网膜出血(左眼)"收入院治疗。拟行"白内障超声乳化摘除联合人工晶体术"并进一步明确视网膜出血原因。患者否认糖尿病、高血压及家族遗传病病史,否认酗酒及特殊药物服用史和药物过敏史。

【体格检查】

T 36.5℃,R 17 次/min,P 70 次/min,BP 146/88mmHg。一般状况良好。眼部查体:右眼视力 0.2,矫正不应;左眼视力 0.4,矫正 0.5;右眼眼压 16mmHg,左眼眼压 18mmHg。双眼光定位正常,辨色力正常;泪道冲洗通畅,无脓性分泌物。双眼结膜无充血,角膜光滑透明,前房深浅正常。瞳孔圆,直径约 3mm,直、间接对光反射(+)。右眼晶状体皮质完全混浊,右眼底模糊不清(白内障遮挡),左眼见视盘边界清、色淡红,视网膜可见散在片状出血,黄白色渗出(图 3-3,图 3-4)。

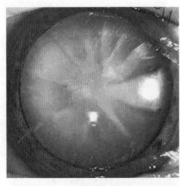
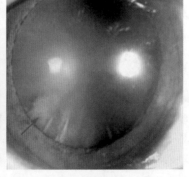

右眼

右眼晶状体皮质(红色箭头)完全混浊,遮挡光线进入眼底,眼底窥不见

左眼

左眼晶状体周边部(蓝色箭头)楔形混浊,中央区晶状体尚未完全混浊,眼底可见

图 3-3　眼前节照相(晶状体)

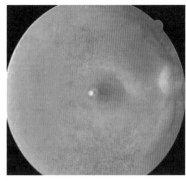

右眼　　　　　　　　　　　　　　左眼

右眼因晶状体混浊,眼底视不清　　左眼可见视网膜片状出血(红色箭头)、黄白色渗出(蓝色箭头)

图 3-4　眼底照相(视网膜)

【实验室检查】

1. 血液生化(表 3-2)

表 3-2　血液生化检查结果

项目	检测值	单位	正常范围
葡萄糖	9.1	mmol/L	3.9~6.1
总蛋白	72	g/L	60~80
白蛋白	42.3	g/L	34~48
总胆固醇	5.46	mmol/L	0~5.2
高密度脂蛋白	1.02	mmol/L	1.04~1.66
低密度脂蛋白	3.9	mmol/L	0~3.7
肌酐	101	μmol/L	35~97
尿素氮	7.02	mmol/L	1.43~7.14

2. 糖化血红蛋白　7.90%(4.3%~6.1%)。

该患者经内分泌科、心血管内科会诊后,诊断为"糖尿病、高血压病"。结合患者眼底病变情况,眼科补充临床诊断"并发性白内障(双眼)、糖尿病视网膜病变(左眼)"。经过内科治疗,血糖、血压控制平稳后,行白内障手术治疗。

【临床思维过程】

1. 初步诊断　根据患者现病史、个人史、既往史及眼科检查(眼前节和眼底检查)、实验室检查等结果,初步诊断为:白内障(右眼,成熟期;左眼,初发期),视网膜出血(左眼)。目前,白内障手术仍为治疗成熟期白内障的唯一有效手段,且患者右眼虽然受白内障影响,通过屈光间质透明度难以观察到视网膜情况,但左眼已发现视网膜出血(疑似糖尿病视网膜病变),因此须尽快行右眼白内障手术治疗。治疗白内障,不仅能改善屈光间质透明度,也有利于进一步明确患者右眼是否存在视网膜病变。

2. 明确原因　入院后进一步行眼科检查及内分泌科和心血管内科会诊,明确白内障加重及视网膜出血的原因。

53 岁文先生,2 年前已初诊为"白内障",并于短时间(半年)内加重。白内障是一种衰老相关疾病,90.7% 的白内障发生于 60 岁以上人群。与同龄人相比,文先生白内障起病早、进展快,考虑合并其他诱因导致年龄相关性疾病(白内障)较早发病且进展迅速。详细询问病史及个人史,文先生否认从事过电焊工种或长期户外工作等接触强光时间过长的工作(排除光氧化因素),并否认自己及家人患有糖尿病、高血压等全身疾病史。后详细追问,文先生自诉从未进行过体检,血糖、血压值不详。根据眼底检查,高度提示患者为糖尿病视网膜病变,并且入院后实验室检查提示患者空腹血糖、甘油三酯均高于正常值。为此,继续进行眼底相关检查明确眼部疾病诊断,并提请内分泌科、心血管内科会诊。眼科行眼底光学相干断层扫描(OCT)检查(图 3-5):双眼黄斑区多处囊腔样低反射信号(红色箭头),右眼视网膜内点状高反射(白色箭头),提示双眼黄斑囊样水肿(糖尿病视网膜病变的重要并发症),进一步为诊断糖尿病性视网膜病变提供依据。随后,内分泌科、心血管内科会诊意见:该患者诊断为 2 型糖尿病、高血压病Ⅱ级,进一步明确该患者为"并发性白内障(双眼)"。

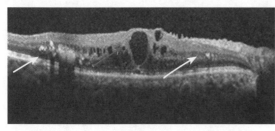 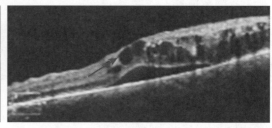

右眼　　　　　　　　　　　　　　　　左眼

图 3-5　眼底光学相干断层扫描图

3. **制订治疗方案**　文先生的案例提示我们,糖尿病、高血压等全身性疾病是并发眼科疾病(白内障、糖尿病视网膜病变)的重要诱因。因此,根据糖尿病相关眼科疾病治疗指南,对糖尿病患者采用系统控制风险因素(多学科综合管理)的治疗方法,这对于并发性白内障、糖尿病视网膜病变治疗有重要意义。我们请内分泌科、心血管内科给予专科治疗,2 周后,患者空腹血糖平稳在 6.5~6.8mmol/L,血压(服降压药后)平稳在(126~132)/(86~90)mmHg。于眼科行"右眼白内障超声乳化摘除术联合人工晶体植入术",右眼视力 0.5,矫正不应。患者术后自觉视物"清晰度提升"。由于白内障术后屈光间质已透明,再次行右眼眼底照相检查,可以获得清晰的眼底图像(图 3-6):右眼符合糖尿病视网膜病变眼底表现。遂补充诊断"糖尿病视网膜病变(右眼)"。拟进一步根据糖尿病视网膜病变及黄斑水肿诊疗规范,进行糖尿病视网膜病变的治疗和随访。

4. **加强患者及其家属的疾病管理意识**　糖尿病是一种非常复杂的内分泌性疾病,多是糖、脂肪代谢异常而引起全身小血管病变,久病可引

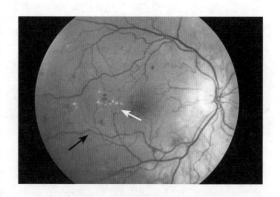

图 3-6　右眼眼底照相(视网膜)

右眼视网膜可见出血(黑色箭头)、黄白色渗出(白色箭头)

起多系统损害,导致眼、肾、神经、心脏等组织的慢性进行性病变,引起功能缺陷及衰竭。糖尿病的眼部并发症临床上非常多见,许多糖尿病患者因视力下降首诊于眼科而发现糖尿病。"眼底一张照,疾病早知道"。很多慢性疾病在早期会出现受累器官的小血管(微血管)提前发生异常,但是因无明显症状及外表变化,常被忽视。而眼底视网膜是全身唯一可以在直视下无创性地观察血管的部位,医生可以借助检眼镜、眼底照相等检查手段观察发现有无疾病及疾病发展进程,这充分说明眼科筛查在全身性疾病检查中的重要性。

文先生就诊前并未常规体检,因此血糖、血压等指标可能在高于正常值时未得到及时纠正,加重了微循环异常,成为并发性白内障和糖尿病视网膜病变的重要发病和进展因素。根据《糖尿病相关眼病防治多学科中国专家共识》,良好地控制血糖、血压和血脂可以延缓糖尿病视网膜病变,并且根据文先生目前的眼底状况(重度非增生性糖尿病视网膜病变),需要每3个月行眼专科检查一次。基于此,主管医生加强了对文先生及其家属的疾病管理宣教,叮嘱随访时间,并请相关内科共同制订了多学科诊疗方案并告知文先生及其家属。文先生及其家属均表示会积极配合治疗。

【防治原则】

1. 眼科专科治疗 根据《糖尿病相关眼病防治多学科中国专家共识》,对该患者行"右眼白内障超声乳化摘除联合人工晶体植入术",后根据糖尿病视网膜病变分期,进行视网膜激光光凝治疗和抗 VEGF 治疗。

2. 内科治疗

(1)系统性内科治疗控制血糖、血压、血脂。

(2)针对改善视网膜微血管循环的内科治疗:羟苯磺酸钙能降低血液高黏滞性,硫辛酸通过阻断超氧化物形成减少氧化应激反应、抑制 VEGF,以减少视网膜新生血管形成。

3. 加强健康管理宣教 强调随访和复诊的重要性。除遵循常规白内障摘除手术随访方案(术后 1d、1 周、1 个月、3 个月)外,因患者同时合并有糖尿病视网膜病变,建议患者术后半年内每月至少复查 1 次,半年后保持每 3 个月至少复查 1 次,随访频率可根据病情变化进行调整。遵循内分泌科制订的常规降糖药治疗方案,每天血糖监测 2~4 次,每 3 个月内分泌科复诊 1 次,并且做到病情变化随时诊治。

二、案例分析纲要

1. 本例患者白内障起病早、进展快的原因是什么?

2. 结合糖代谢和糖尿病的病理生理学机制,思考糖尿病为何易累及患者视网膜微小血管。

3. 影响血糖升高的因素是什么?

4. 结合糖尿病的病理生理学机制,思考糖尿病除了易引起眼部病变,还易诱发哪些全身系统性疾病。

5. 试画出患者疾病发生、发展及临床诊治的思维导图。

6. 假设你是一名内科医生或全科医生,结合本案例浅谈诊治专科与全身性疾病过程中的一点思考。

(苏 静 胡晓青 孙连坤)

第四章

水、电解质代谢紊乱

案例一　危险的并发症

一、案例介绍

【病史摘要】

女性患者,48 岁。因"胸闷、心慌,腹痛、呕吐 1d,昏迷 1h"主诉入院。患者 5 年前出现多饮、多食、多尿、体重下降,在当地医院诊断为糖尿病,口服降糖药,血糖控制在 8mmol/L 左右。1d 前受凉后感觉咽部不适,伴胸闷、心慌、腹痛、呕吐,1h 前出现昏迷。急诊实验室检查:pH 7.042,血糖 38.9mmol/L,尿酮体 6mmol/L。考虑为糖尿病酮症酸中毒,转入重症监护室治疗。既往无明确心血管系统及消化道疾病史,无过敏史,其家族无遗传性、代谢疾病病史。

【体格检查】

T 37.5℃,P 110 次/min,R 30 次/min,BP 108/69mmHg。神志不清,精神差。皮肤干燥、弹性差、无黄染。浅表淋巴结未触及肿大。双侧瞳孔等大。咽部充血,扁桃体红肿。呼吸深快,双肺呼吸音粗。心律不齐,各瓣膜听诊区未闻及杂音。腹平坦、稍硬,全腹压痛(+),无明显反跳痛,未触及肿块。

【辅助检查】

1. 血常规(表 4-1)

表 4-1　血常规检查结果

项目	检测值	单位	正常范围
血细胞比容(HCT)	36.5	%	30~50
血红蛋白(HGB)	127	g/L	100~200
中性粒细胞绝对值	11.12	×10⁹/L	1.80~6.30
中性粒细胞百分比	81.8	%	40~75
血小板计数(PLT)	161	×10⁹/L	100~400
白细胞计数(WBC)	13.58	×10⁹/L	4~10

2. 血液生化与血气分析(表 4-2)

表 4-2　血液生化与血气分析结果

项目	检测值	单位	正常范围
白蛋白(ALB)	24.8	g/L	35~50

续表

项目	检测值	单位	正常范围
总胆固醇（TCHOL）	8.52	mmol/L	2.4~5.5
高密度脂蛋白 C（HDLc）	0.86	mmol/L	0.9~1.8
甘油三酯（TG）	11.27	mmol/L	0.58~1.7
葡萄糖（GLU）	38.59	mmol/L	3.9~6.1
糖化血清蛋白（GSP）	298	μmo/L	<285
β-羟丁酸	5.37	mmol/L	0.031~0.263
降钙素原	0.116	ng/ml	0.1~0.5
超敏 C 反应蛋白	18.80	mg/L	0.5~10
钠（Na^+）	154	mmol/L	135~150
钙（Ca^{2+}）	1.8	mmol/L	2.25~2.75
氯（Cl^-）	106.5	mmol/L	96~106
钾（K^+）	5.87	mmol/L	3.5~5.5
镁（Mg^{2+}）	0.49	mmol/L	0.8~1.2
磷（P^{3+}）	0.95	mmol/L	0.96~1.61
乳酸	1.10	mmol/L	0.1~1.0
pH	7.148		7.35~7.45
$PaCO_2$	20	mmHg	33~46
HCO_3^-	15.5	mmol/L	22~27
BE	−18.0	mmol/L	−3.0~+3.0
阴离子间隙	39.7	mmol/L	10~12

3. **尿常规**（表 4-3）

表 4-3　尿常规检查结果

项目	检测值	单位	正常范围
糖（GLU）	56	mmol/L	<2.8
酮体（KET）	6	mmol/L	0

4. **其他检查**　①糖耐量试验：血糖 0min、30min、1h、2h、3h 分别为 10.54mmol/L、14.58mmol/L、17.69mmol/L、20.58mmol/L、18.36mmol/L。②C 肽 0min、30min、1h、2h、3h 分别为 0.21ng/ml、0.35ng/ml、0.38ng/ml、0.54ng/ml、0.53ng/ml。③糖尿病自身抗体检查显示酪氨酸磷酸酶抗体（tyrosine phosphatase 2 autoantibodies，IA-2Ab）3.18U/ml（+）。④床边胸片显示心、肺、膈未见异常。⑤血管彩超示：双下肢及双侧颈动脉未见明显异常。⑥超声显示：心内结构未见异常，心内血流未见异常，左室 EF 为 45%，左室舒张功能降低；胆囊息肉，肝、脾、胰未见异常；双肾未见异常。⑦心电图显示：窦性心动过速，T 波高尖。

【临床思维过程】

1. **发生昏迷的原因**　患者患糖尿病5年,急诊实验室检查显示pH 7.042,血糖38.9mmol/L,尿酮体6mmol/L。考虑为糖尿病酮症酸中毒。此时,由于尿糖和尿酮体升高,引起渗透性利尿,导致肾性失水,加上呕吐,酸中毒引起呼吸加快、不显蒸发失水增多,患者可发生高渗性脱水。体格检查显示皮肤干燥、弹性差;实验室检查血 Na^+ 为154mmol/L,明显高于正常值,证实患者存在高渗性脱水。此时,细胞外液渗透压升高,引起脑细胞脱水,加上酸中毒等影响,患者出现中枢神经功能障碍,表现为昏迷。

2. **存在电解质代谢紊乱**　血 K^+ 的正常范围为3.5~5.5mmol/L,低于3.5mmol/L属于低钾血症,高于5.5mmol/L为高钾血症。该患者血 K^+ 为5.87mmol/L,属于高钾血症。同时,患者血钙和血镁均低于正常,即伴有低钙血症和低镁血症。

3. **发生心脏功能障碍的原因**　酸中毒、高钾血症对心肌的毒性作用很强,可使患者发生致命性心室颤动,甚至心搏骤停。该患者被确诊为糖尿病酮症酸中毒引起的高钾血症,应该密切关注心电图和心功能的变化。心电图发现心动过速和 T 波高尖,心脏超声显示左室 EF 降低(收缩功能障碍)和舒张功能障碍,但心脏结构基本正常。酸中毒本身可直接抑制心肌收缩力,更重要的是,酸中毒可导致高钾血症,高钾血症可引起心肌兴奋性、收缩性、自律性和传导性均降低,因此患者出现心肌收缩力降低。高钾血症时,心肌细胞膜对 K^+ 的通透性增高,心室肌复极化外向钾电流加强,导致心室肌复极化加速和动作电位时程缩短,从而引起 T 波狭窄高耸。但是,该患者同时表现为窦性心动过速。病理生理学研究表明, Mg^{2+} 对 Purkinje 细胞等快反应自律细胞的缓慢而恒定的钠内流有阻断作用,低镁血症时,这种阻断作用减弱, Na^+ 内流相对加速,因而自律细胞的自动去极化加速,自律性增高。此外, Ca^{2+} 对心肌细胞 Na^+ 内流具有竞争抑制作用,称为膜屏障作用。低血钙对 Na^+ 内流的膜屏障作用降低,心肌兴奋性和传导性亦升高。上述因素综合作用,可引起窦性心动过速。

4. **发生高钾血症、低钙血症和低镁血症的原因**　高钾血症的常见病因包括肾小球滤过率降低,盐皮质激素缺乏,长期应用潴钾利尿剂,急性酸中毒,缺氧,组织分解和高钾血症性周期性瘫痪等。患者有糖尿病史,急诊实验室检查结果显示,pH 7.042,血糖38.9mmol/L,尿酮体6mmol/L。血气分析显示,$PaCO_2$ 20mmHg(明显降低),HCO_3^- 15.5mmol/L(明显降低),BE −18.0mmol/L(负值增大),阴离子间隙39.7mmol/L(明显增大)。这些证据证实存在糖尿病酮症酸中毒(AG 增高型代谢性酸中毒)。急性酸中毒时,肾小管细胞内 pH 下降会抑制肾小管上皮基底膜上的 Na^+-K^+-ATP 酶,降低肾小管上皮细胞管腔膜上皮钠通道、肾外髓钾通道和大电导钾通道的活性,从而减少肾小管排钾。同时,急性酸中毒激活肾小管闰细胞中 H^+-ATP 酶,增加 H^+ 的分泌,减少管腔的负电荷,抑制肾小管排 K^+,而且急性酸中毒上调闰细胞 H^+-K^+-ATP 酶,增强集合管对 K^+ 的重吸收。通过上述因素的综合作用,最终引起高钾血症。通常,急性无机酸酸中毒可减少 K^+ 进入骨骼肌细胞内,同时增加骨骼肌细胞内 K^+ 移出细胞,促进高钾血症。然而,该患者为有机酸酸中毒,有机阴离子(organic anion, OA^-)和 H^+ 通过单羧酸转运蛋白进入骨骼肌细胞,导致细胞内 pH 下降,从而激活 Na^+-H^+ 交换和 Na^+-$2HCO_3^-$ 同向转运体,刺激 Na^+ 转入细胞内。细胞内 Na^+ 的积累维持了 Na^+-K^+-ATP 酶的活性,使 K^+ 进入骨骼肌细胞,因此该患者的高钾血症与骨骼肌细胞内、外 K^+ 转运异常无关。患者尿糖升高,导致渗透性利尿,而且酸中毒能明显抑制肾小管对镁的重吸收,使肾小管对镁的重吸收减少,从而导致肾脏镁排出增多和低镁血症。低镁血症患者甲状旁腺激素分泌障碍,甲状旁腺激素的靶器官-骨骼和肾小管上皮细胞对激素的反应亦减弱,导致骨钙的动员和钙在肾小管的重吸收发生障碍,从而引起低钙血症。

【防治原则】

（1）纠正高渗性脱水，治疗原发病，去除引起高钾血症的原因。该患者为糖尿病酮症酸中毒，存在高渗性脱水，应该积极治疗高渗性脱水、糖尿病，纠正酸中毒。使用胰岛素既可以治疗糖尿病、增加糖的利用、减少酮体的产生，又可以使钾向骨骼肌细胞内转移，降低血钾浓度。

（2）减轻高钾血症对心脏的毒性，可应用钙剂和钠盐拮抗高钾血症的心肌毒性作用。在心电图监护下缓慢静脉滴注 10% 葡萄糖酸钙。Ca^{2+} 能提高心肌细胞的阈电位（绝对值减小），使静息电位与阈电位差接近正常，恢复心肌细胞的兴奋性，并增强心肌收缩性。在酸中毒合并高钾血症时，应用碳酸氢钠不仅可以提高血液 pH 而促进 K^+ 进入细胞内，同时细胞外 Na^+ 浓度升高，还能拮抗 K^+ 对心肌的毒性作用。

（3）纠正酸中毒、低钙血症和低镁血症。

（4）防治其他并发症，加强护理。

二、案例分析纲要

1. 如何判断患者是糖尿病酮症酸中毒？

2. 患者发生了什么类型的水、电解质代谢紊乱，对机体有何影响？

3. 患者发生水、电解质代谢紊乱的原因可能是什么？

4. 治疗原则是什么？

案例二　诡异的肌无力

一、案例介绍

【病史摘要】

男性患者，37 岁。因"四肢无力、麻木 8 年余，加重 3d"主诉入院。患者自诉间歇性多尿、烦渴，经常出现便秘、厌食、呕吐和肌肉乏力。

【体格检查】

T 36.6℃，P 72 次/min，R 17 次/min，BP 118/84mmHg。神志清楚，精神欠佳。消瘦面容。全身皮肤、黏膜无黄染，无皮下出血点及瘀斑。全身浅表淋巴结未触及肿大。双肺叩诊清音，双肺呼吸音清，未闻及干、湿啰音。心前区无隆起及异常凹陷，心尖搏动位于左第 5 肋间左锁骨中线内侧 0.5cm 处，波动范围直径大小为 1.0cm；心前区未触及震颤、摩擦感及抬举样心尖搏动；心界无扩大；心律齐，各瓣膜听诊区未闻及病理性杂音。腹平坦，无压痛和反跳痛，肝脾肋下未触及，Murphy 征（-）；腹部叩诊呈鼓音，移动性浊音（-），肝区肾区无叩击痛；肠鸣音正常。脊柱四肢无畸形，双下肢无水肿，生理反射正常存在，病理反射未引出。

【辅助检查】

1. **血气与血液生化分析**（表 4-4）

2. **其他检查**　①超声检查：双侧颈总动脉、颈内动脉、颈外动脉、椎动脉未见异常；双侧颈动脉、颈静脉、椎动脉血流速度正常；甲状腺、心脏和泌尿系统未见异常。②CT 检查：双肺多发纤维硬结灶；双肾动脉、双肾未见明显异常。③胃镜检查：慢性浅表性胃炎并糜烂。④肠镜检查未见异常。⑤心电图显示 U 波明显。

表 4-4　血气与血液生化分析结果

项目	检测值	单位	正常范围
pH	7.60		7.35~7.45
剩余碱	4.1	mmol/L	−3~+3
缓冲碱	49	mmol/L	45~55
实际碳酸氢盐	30.5	mmol/L	21~26
标准碳酸氢盐	30	mmol/L	21~26
钾（K^+）	2.62	mmol/L	3.5~5.5
钙（Ca^{2+}）	1.14	mmol/L	2.25~2.75
氯（Cl^-）	70	mmol/L	96~106
镁（Mg^{2+}）	0.59	mmol/L	0.8~1.2
葡萄糖	6.4	mmol/L	3.9~6.1
乳酸	2.44	mmol/L	0.5~1.7
总血红蛋白	183	g/L	110~160
谷丙转氨酶（ALT）	52	U/L	0~40
γ-谷氨酰基转移酶（γ-GT）	84	U/L	11~50
球蛋白（GLB）	19.3	g/L	22~38
尿酸（URIC）	437	μmol/L	149~416
血浆皮质醇测定	8 时,533.68	nmol/L	166~718
	16 时,145.05	nmol/L	
	24 时,200.34	nmol/L	55~387
血浆肾素	3.0	ng/(ml·h)	0.82~2.0（立位）
餐后血糖	30min,4.88	mmol/L	<11.1
	1h,3.43	mmol/L	<7.8
	2h,6.46	mmol/L	<7.8

【临床思维过程】

1. **四肢无力的原因**　实验室检查发现患者存在低钾血症、低钙血症和低镁血症。急性低钾血症时,由于骨骼肌细胞静息电位负值增大,静息电位与阈电位间的差距增大,肌肉处于超极化阻滞状态,兴奋性降低,从而引起肌肉无力,甚至发生肌肉弛缓性麻痹。同时,该患者心电图显示 U 波明显。中度或重度急性低钾血症时,细胞外 K^+ 降低,使细胞内 Mg^{2+} 和多巴胺对钾通道的封闭作用加强,从而降低心肌细胞膜对 K^+ 的通透性,减少细胞内 K^+ 外流,导致浦肯野纤维和中间层心肌细胞复极化延迟,引起心电图出现 U 波。因此,考虑患者四肢无力主要与低钾血症有关。该患者同时存在低镁血症和低钙血症,应同时考虑低镁血症和低钙血症对神经、肌肉和心脏的影响。

2. **存在电解质代谢与酸碱平衡紊乱**　根据实验室检查,患者存在低钾血症、低钙血症和低镁血症,伴有低血氯代谢性碱中毒。

3. **出现电解质代谢和酸碱平衡紊乱的原因**　病理生理学研究表明,低钾血症与下列因素有关:①钾摄入减少,正常饮食一般不会发生低钾血症,在消化道梗阻、昏迷、神经性厌食及术后较长时间禁食的患者可能发生低钾血症;②经胃肠道失钾过多,见于严重呕吐、腹泻、胃肠道引流或造瘘等;③经肾脏排钾过多,见于使用利尿剂、醛固酮分泌过多、库欣综合征、肾间质性疾病、镁缺失、Ⅰ型和Ⅱ型肾小管酸中毒、Gitelman 综合征和 Bartter 综合征肾脏等;④细胞外 K^+ 进入细胞内,如碱中毒。该患者钾摄入减少,经胃肠道失钾的可能性不大。患者除表现为低钾血症外,还伴有低钙血症、低镁血症、低血氯代谢性碱中毒。Gitelman 综合征是一种常染色体隐性遗传病,由位于染色体 16q13 的 *SLC12A3* 基因突变引起,该基因编码远端肾小管噻嗪敏感 NaCl 共转运蛋白(NCC)。由于 NCC 失活突变,患者的临床表现类似于长期使用噻嗪类利尿剂,其特征为肾性钾流失、低钾血症、代谢性碱中毒、低钙血症、低镁血症和高肾素血症。NCC 失活,抑制钠、氯的吸收,从而增加远端钠输送和原尿流速。远端钠输送激活远曲小管和集合管上皮主细胞钠通道(ENaC),增加对 Na^+ 的吸收,驱动 K^+ 从肾外髓钾通道(ROMK)排出。原尿流速增加,促进 K^+ 经大电导 K^+ 通道排出。同时,原发病或有效血容量减少导致肾素和醛固酮分泌增加,促进肾脏排钾。Bartter 综合征是编码肾小管髓袢升支粗段管腔膜 Na^+-K^+-$2Cl^-$ 共转运蛋白、管腔膜肾外髓钾通道(ROMK)或肾小管基底膜 Cl^- 通道的基因发生突变引起的临床综合征,主要临床表现为多尿、脱水、低钾血症、低血氯代谢性碱中毒、高肾素血症、前列腺素水平高、血压正常或降低、高钙尿和发育不良。例如,Ⅱ型 Bartter 综合征患者存在 ROMK 功能缺失突变。髓袢升支粗段管腔膜上 ROMK 分泌 K^+ 导致管腔正电位,驱动 K^+、Ca^{2+} 和 Mg^{2+} 的细胞旁重吸收,并向 Na^+-K^+-$2Cl^-$ 同向转运蛋白提供管腔 K^+。ROMK 突变降低了髓袢升支粗段 NaCl 和液体再吸收,模拟了髓袢的利尿剂效应,导致体液容量减少。尽管远端 Na^+ 输送增加,但早期肾小管钾离子分泌并不增加,因为 ROMK 也是集合管中 K^+ 排泄的主要分泌途径,因此,Ⅱ型 Bartter 综合征的婴儿常表现出短暂的高钾血症。然而,随着时间的推移,患者由于原尿流速增加,促进了大电导 K^+ 通道介导的 K^+ 分泌而出现低钾血症。因此,该患者发生低钾血症的原因可能是 Gitelman 综合征或 Bartter 综合征。

【防治原则】

1. 诊断原发病。

2. 以替代治疗为主,即补充丢失过多的钾、镁、钙等离子。多进食富含钾食物,减少钾排出,如防止大量出汗、避免服用排钾利尿剂、避免高糖食物等;纠正其他电解质代谢以及酸碱平衡紊乱。低镁血症可引起和加重低钾血症,故补钾的同时必须补镁才有效;碱中毒可引起低钾血症,应纠正碱中毒。

二、案例分析纲要

1. 患者出现肌肉无力的原因是什么?

2. 该患者发生了哪些电解质代谢和酸碱平衡紊乱? 可能的机制是什么?

3. 该患者的处理原则是什么?

4. 请提供本案例发病进程的思维导图。

(王一阳　王华东)

第五章

酸碱平衡紊乱

案例一 糖和酸

一、案例介绍

【病史摘要】

患者,男,81岁。因"发现血糖高15年余,血糖控制不佳2周"主诉入院。15年前体检时发现血糖高,空腹血糖为8.1mmol/L,无明显乏力、口干、多饮、多尿、多食、消瘦等症状。就诊于当地医院,确诊为"2型糖尿病"。口服"格列齐特"及"二甲双胍"控制血糖,监测空腹血糖波动于6.0~7.0mmol/L,餐后血糖10mmol/L左右。2周前无明显诱因出现血糖升高,空腹血糖10mmol/L左右,餐后血糖16.0mmol/L左右,无明显头晕、头痛、黑矇、心慌、胸痛等不适,为求进一步诊治入院。此次发病以来,精神、饮食可,睡眠可,大小便正常,近1周体重下降2.5kg。否认高血压、心脏病病史,否认药物或食物过敏史。

【体格检查】

T 36.9℃,R 34次/min,P 87次/min,BP 127/60mmHg。神志清,精神可,全身皮肤、黏膜未见明显黄染,未触及明显浅表淋巴结肿大。双肺叩诊呈清音,呼吸音清晰,未闻及干、湿性啰音。心律齐,心音有力,各瓣膜听诊区未闻及杂音。腹平坦,无压痛及反跳痛,肝脏肋下未触及。双下肢无水肿。

【辅助检查】

1. 实验室检查(表5-1)

表5-1 实验室检查结果

项目	检测值	单位	正常范围
红细胞	3.85	$\times 10^{12}$/L	4.0~5.5
血红蛋白浓度	105	g/L	120~165
血细胞比容	43	%	40~50
白细胞	6.76	$\times 10^9$/L	4.0~10.0
中性粒细胞	4.32	$\times 10^9$/L	1.8~6.3
血小板	123	$\times 10^9$/L	100~300
尿蛋白	++		阴性
尿隐血	+		阴性
尿酮体	+++		阴性

续表

项目	检测值	单位	正常范围
谷草转氨酶	46	U/L	0~40
总胆固醇	5.54	mmol/L	2.90~5.18
低密度脂蛋白胆固醇	4.13	mmol/L	2.07~3.37
甘油三酯	1.77	mmol/L	0.54~1.70
空腹血糖	10.3	mmol/L	3.9~6.1
尿酸	541	μmol/L	150~420
同型半胱氨酸	28	μmol/L	5~15
尿素氮	14.0	mmol/L	3.2~7.1
肌酐	140	μmol/L	50~90
Na^+	135	mmol/L	130~150
K^+	5.7	mmol/L	3.5~5.5
Cl^-	97	mmol/L	96~106
HCO_3^-	14	mmol/L	22~27
pH	7.33		7.35~7.45
PaO_2	98	mmHg	80~100
$PaCO_2$	29	mmHg	35~45

2. **其他检查**　①心电图显示肢体导联低电压,胸导联 R 波递增不良。②超声显示主动脉硬化,主动脉瓣钙化,肺动脉瓣血流速度增快,室间隔厚度增厚,左室舒张期功能降低;右肾结石,前列腺增生伴有钙化;颈内动脉斑块。③CT,右侧大脑新鲜脑梗死;脑桥、双侧侧脑室旁、基底节区及丘脑多发腔隙性脑梗死;脑白质脱髓鞘改变,增龄性脑改变,双肺散在结节,符合 LU-RADS Ⅱ类(可认为良性)必要时随诊复查;双上肺局限性肺气肿;主动脉及冠状动脉壁钙化。

【临床思维过程】

1. **是否存在酸碱紊乱的原发病**　代谢性酸中毒的常见病因包括乳酸性酸中毒(循环障碍、缺氧等病因)、酮症酸中毒(糖尿病)、肾衰竭、肾小管性酸中毒等,另外一部分代谢性酸中毒的病因包括 HCO_3^- 从消化道或者肾脏丢失太多。本案例中患者存在糖尿病,同时尿液酮体阳性,可能会造成代谢性酸中毒。

2. **pH 区分酸中毒和碱中毒**　pH 正常为 7.35~7.45,<7.35 可以确定为酸中毒,>7.45 可以确定为碱中毒。若患者 pH 在 7.35~7.45 之间,则观察其他血气指标,有任意一个指标超出正常范围,则可以确定存在酸碱紊乱。因此以患者 pH=7.40 为标准,<7.40 则可以确诊为酸中毒,>7.40 可以确诊为碱中毒。

3. **确定是代谢性酸碱紊乱还是呼吸性酸碱紊乱**　若患者诊断为酸中毒,则进一步确定是呼吸性酸中毒还是代谢性酸中毒,前者的诊断依据是 $PaCO_2$ 超过正常范围的上限,后者的诊断依据是 HCO_3^- 低于正常范围的下限。若患者诊断为碱中毒,则进一步确定是呼吸性碱中毒还是代谢性碱中毒,前者的诊断依据是 $PaCO_2$ 低于正常范围的下限,后者的诊断依据是 HCO_3^- 高于正常范围的上限。

4. 完善酸碱紊乱的最终诊断　确诊酸中毒或碱中毒后,在 $PaCO_2$ 和 HCO_3^- 之间,必然有一项是原发性改变。确定原发性改变后,判断另外一项变化是代偿性继发性变化,还是也存在原发性病因,区分这两种情况需要进一步使用代偿公式或者直接应用代偿极限值验证。

【分析要点】

pH<7.35,该患者存在酸血症,发生了失代偿性酸中毒;HCO_3^- 降低,$PaCO_2$ 降低,两者变化方向一致,结合病史和 $PaCO_2$ 降低,判断 HCO_3^- 降低为原发性改变,$PaCO_2$ 为呼吸代偿的继发性变化,即患者的酸碱平衡紊乱为代谢性酸中毒。

该患者的 $AG=Na^+-Cl^--HCO_3^-=135-97-14=24mmol/L$,高于正常值,说明为 AG 增高型代谢性酸中毒。代谢性酸中毒的原因主要为糖尿病酮体产生增多,患者存在酮症酸中毒,其他协同原因还包括心功能障碍和肾功能障碍。心电图以及心脏超声显示患者存在一定程度的心肌舒缩功能障碍,对全身组织造成循环性缺氧,以乳酸为主要成分的酸性代谢产物会显著增加,促进代谢性酸中毒的发生。患者血尿素氮和肌酐值均超过正常,估算的肾小球滤过率(estimated GFR,eGFR)大约在 $40ml/(min \cdot 1.73m^2)$,表明有比较严重的肾功能障碍。因此患者可能存在肾小管分泌 H^+ 合并重吸收 HCO_3^- 的能力降低,同时,GFR 降低也会导致酸性代谢产物蓄积,这些因素均参与了代谢性酸中毒的发展。酸中毒患者一般呈现的是酸性尿。

【防治原则】

该患者目前的诊断包括 2 型糖尿病、冠心病、脑梗死、糖尿病周围血管病变、糖尿病肾病、高脂血症、高尿酸血症、高同型半胱氨酸血症和高钾血症。目前的治疗原则包括:

1. 使用药物控制血糖、血脂、血钾、血尿酸以及同型半胱氨酸,并对症纠正各器官的功能障碍。

2. 在血气监护下补充 $NaHCO_3$,以纠正酸中毒。纠正酸中毒后,应防止低血钾和低血钙的发生。因为酸中毒时,细胞外 H^+ 与 K^+ 交换进入细胞,K^+ 逸出导致高血钾(此患者血浆 $[K^+]$ 超过上限);酸中毒肾小管上皮细胞泌 H^+ 增加、排 K^+ 减少也是导致血钾升高的机制。补充 $NaHCO_3$ 后,K^+ 又返回细胞,易发生低血钾。

3. 补碱也促进 Ca^{2+} 与血浆蛋白结合,可使游离钙降低。

4. 严重酸中毒伴有高钾血症可以使用血液净化疗法。

二、案例分析纲要

1. 该患者发生了什么类型的酸碱平衡紊乱?

2. 该患者的血浆阴离子间隙是多少?

3. 该患者酸碱平衡紊乱的可能原因是什么?

4. 你预料该患者的尿液 pH 如何?

5. 该患者治疗的原则是什么?

6. 碳酸氢盐输入对其血浆 K^+ 浓度会有怎样的影响?

7. 请提供本案例酸碱紊乱分析诊断的思维导图。

案例二 心碎的女性

一、案例介绍

【病史摘要】

患者,女,45岁。以"四肢麻木10d,呕吐1d"主诉就诊。10d前,患者突然出现发作性四肢痉挛麻木,有抽搐,在当地医院诊治。实验室检查:K^+ 2.56mmol/L,Na^+ 136.92mmol/L,Cl^- 77.05mmol/L,Ca^{2+} 2.25mmol/L,CO_2CP 40mmol/L。当地医院给予补钾补液等对症治疗后,患者病情缓解。5d前,患者来医院复查发现轻度低钾血症,开药后自行回家服用。昨日因连续呕吐多次来本院急诊科就诊,呕吐不伴有腹痛、腹泻、头痛和意识障碍等。查血K^+ 2.8mmol/L,经补钾补液后病情好转,现为求进一步诊治入院。既往有高血压病史,但一直未正规治疗。

患者入院后当天再次出现抽搐,其后发生室性心动过速及心室颤动,呼吸停止,经及时心肺复苏后患者恢复窦性心律及自主呼吸。心电图及超声心动图均提示心功能障碍。因既往无心脏病史,详细询问患者近期情况得知,在近1周内因为医院病友的不良预后,使其一直存在强烈的精神心理应激。请精神心理科会诊评估后,提示患者存在轻度焦虑和中重度抑郁,因此推测心功能障碍可能是强烈精神应激引起的心碎综合征(又称应激性心肌病,stress cardiomyopathy,SCM),而低钾血症的存在共同对心肌造成了损害。患者入院后,仍然出现间断性呕吐,追问病史得知,其在3年前即有呕吐症状,行胆囊切除术后,每月仍然有3~5d出现呕吐,量大,近2周来呕吐频率更高。上消化道造影显示患者存在慢性胃炎和胃潴留,考虑呕吐的原因可能是在消化道功能障碍的基础上,精神心理应激成为诱因,导致了神经源性呕吐。此后经过2周的精神心理疏导以及相应对症治疗后,患者心肌酶和肌酐均恢复正常,低钾及酸碱紊乱完全纠正,尿常规pH降至6.5,呕吐未再发作。

【体格检查】

T 36.5℃,R 15次/min,P 73次/min,BP 90/60mmHg。神志清,精神萎靡,全身皮肤、黏膜未见明显黄染,皮肤暗沉,手臂多发色素沉着。未触及明显浅表淋巴结肿大。双肺叩诊呈清音,呼吸音清晰,未闻及干、湿性啰音。心律不齐,频发期前收缩,心音较有力,各瓣膜听诊区未闻及杂音。腹平坦,无压痛及反跳痛,肝脏肋下未触及。双下肢无水肿。

【辅助检查】

1. 实验室检查(表5-2)

表5-2 实验室检查结果

项目	检测值	单位	正常范围
红细胞	3.65	$\times 10^{12}/L$	3.5~5.0
血红蛋白浓度	108	g/L	110~150
血细胞比容	52	%	35~45
尿pH	9.0		4.5~8.0
谷草转氨酶	46	U/L	0~40
总蛋白	99	g/L	60~80

续表

项目	检测值	单位	正常范围
白蛋白	52	g/L	35~55
球蛋白	47	g/L	20~35
空腹血糖	6.5	mmol/L	3.9~6.1
尿酸	578	μmol/L	150~420
尿素氮	14.7	mmol/L	3.2~7.1
肌酐	168	μmol/L	50~90
Na^+	128	mmol/L	130~150
K^+	2.8	mmol/L	3.5~5.5
Ca^{2+}	2.2	mmol/L	2.25~2.75
Cl^-	71	mmol/L	96~106
CO_2CP	40	mmol/L	23~31
HCO_3^-	44.9	mmol/L	22~27
pH	7.53		7.35~7.45
PaO_2	95	mmHg	80~100
$PaCO_2$	55.62	mmHg	35~45
BE	22.2	mmol/L	−3 ~+3
B 型钠尿肽	491	pg/ml	0~100
心肌肌钙蛋白 T	1.11	ng/ml	0~0.16
肌酸激酶	251	U/L	26~140
肌酸激酶同工酶	40	U/L	0~25

2. **其他检查**　①心电图提示广泛导联存在宽大深的倒置 T 波,QT 间期延长。②心脏超声提示射血分数 32%(正常 50%~70%)。③上消化道造影显示胃下垂,慢性胃炎,胃潴留,十二指肠球部欠规整。

【临床思维过程】

1. **是否存在酸碱紊乱的原发病**　代谢性碱中毒的常见病因包括剧烈呕吐、胃液引流等造成 H^+ 从胃液丢失过多;使用利尿剂或肾上腺皮质激素分泌过多造成 H^+ 从肾脏大量丢失;低钾血症通过组织细胞 H^+-K^+ 交换的增强,肾小管上皮细胞分泌 H^+ 及重吸收 HCO_3^- 的强化,导致代谢性碱中毒;脱水可以引起 HCO_3^- 浓度升高,形成浓缩性碱中毒。

2. **对该患者酸碱紊乱类型的判断同本章案例一中的"临床思维过程"2~4 内容。**

【分析要点】

pH>7.45,确定碱中毒的存在;HCO_3^- 为 44.9mmol/L,超过正常范围的上限,结合呕吐病史诊断为代谢性碱中毒。通过代谢性碱中毒的公式计算出 $PaCO_2$ 代偿上限为 54.63,患者实际 $PaCO_2$ 为 55.62,两者无显著性差异,因此无呼吸性酸碱紊乱。该患者频繁剧烈呕吐是导致代谢性碱中毒的直接原因,呕吐同时丢失了 K^+、Cl^-,从而出现低钾血症和低氯血症,这成了代谢性碱中毒的维持因素。该患者有高血压病史,入院时血压已经下降为 90/60mmHg,结合血细胞比容升高和功能性肾功能不全,患者的血容量已经降低,从而导致继发性肾素-血管紧张素-醛固酮系统激活,也成了代谢性碱中毒的维持因素,血容量降低同时包含了浓缩性碱中毒的因素。因此,本案例呈现出了剧烈呕吐导致代谢性碱中毒的所有临床特征,即丢失 H^+ 导致 HCO_3^- 升高的同时,合并了低血容量、低钾血症和低氯血症。生理盐水含有较高浓度的 Cl^-,输入机体后不但可以纠正低血容量,而且可以升高 Cl^-,但是低钾血症的纠正需要额外补充钾。

低钾血症时,K^+ 从细胞内转移出来,H^+ 转入细胞内,因此细胞内的 H^+ 增多。肾小管上皮细胞同样是这样的变化,小管上皮内 H^+ 增多将会提高碳酸酐酶和谷氨酰胺酶的活性,H^+ 和 NH_3 的生成均增加,因此使分泌 H^+ 的能力强化,HCO_3^- 的重吸收增多,维持了代谢性碱中毒。小管细胞内 H^+ 的增加也提高了基底膜 Na^+-HCO_3^- 协同转运蛋白的活性,有利于 HCO_3^- 的重吸收。另外,低 K^+ 使髓袢升支粗段 Na^+-K^+-$2Cl^-$ 同向转运体的活性降低(该活性依赖于 Cl^-、K^+ 和 Mg^{2+}),造成 Cl^- 重吸收减少,促进了低 Cl^- 的发展。同时,流经远端肾单位的 Na^+ 增加,促进了 H^+ 的排泄和 HCO_3^- 的重吸收。

低氯血症从来都不是独立发生的变化,往往会伴随着低血容量,因此可以激活 RAS,ALD 升高后可以促进肾脏分泌 H^+ 和 K^+,使 HCO_3^- 重吸收增多。另外的机制还包括:第一,低 Cl^- 的血液流经致密斑时,刺激小管细胞,引起近球细胞释放肾素,激活 RAS,导致 ALD 分泌增加,强化肾脏分泌 H^+ 和 K^+ 的功能,分泌 H^+ 增多即导致 HCO_3^- 大量重吸收。第二,集合管上皮细胞存在 HCO_3^--Cl^- 的交换(B 型闰细胞),该交换体的作用为重吸收 Cl^-、排泄 HCO_3^-,因小管液 Cl^- 降低,这个作用弱化,导致增多的 HCO_3^- 不能排泄。第三,小管液中减少的 Cl^- 会减弱髓袢升支 Na^+-K^+-$2Cl^-$ 和远曲小管起始部的 Na^+-Cl^- 同向转运体的活性,导致 Na^+ 的吸收减少,因此流经远端肾单位的 Na^+ 增加,使 Na^+-H^+ 交换和 Na^+-K^+ 交换均增强,H^+ 和 K^+ 排出增多,重吸收 HCO_3^- 增加,同时导致低 K^+。

代谢性碱中毒时,患者神经肌肉的兴奋性升高,易诱发抽搐,这是因为 H^+ 降低导致更多的 Ca^{2+} 变成与血浆蛋白质结合的状态,使游离钙浓度降低。

该患者的心理抗压能力较差,在机体或环境剧烈变化时容易出现强烈的心理应激。本例中,患者最开始是情绪受到影响→频繁的恶心、呕吐(神经源性呕吐)→胃液丢失→代谢性碱中毒、低钾血症和低血容量;反复的情绪刺激,诱发患者发生应激性心肌病,引起恶性心律失常。本案例提示我们,患者的精神心理状态会显著影响疾病的发生、发展和预后,因此要求我们在诊治疾病时,不仅仅要考察机体器官功能的变化,更要关注患者的精神心理状态。作为医生,能够及时与患者进行交流沟通,缓解患者的焦虑情绪,给予他们更多的关心和抚慰,对于疾病的治疗和预后起着重要作用。

【防治原则】

1. 治疗原发病:去除代谢性碱中毒的病因是治疗的根本。
2. 去除代谢性碱中毒的维持因素:包括低血容量、低钾血症、低氯血症、醛固酮分泌过多。

二、案例分析纲要

1. 该患者发生了什么类型的酸碱平衡紊乱?可能原因是什么?
2. 本例是否存在血容量不足?其对于酸碱紊乱的影响是什么?
3. 本例中,低钾血症和低氯血症对于酸碱紊乱的发展起什么作用?
4. 该患者在发病早期和后期尿液 pH 的变化趋势是什么?
5. 该患者一直抽搐的原因可能是什么?

6. 在本例中,只补充生理盐水是否能够完全纠正酸碱紊乱?

7. 精神心理因素对于该患者的影响是什么? 对我们有什么启示?

8. 请提供本案例发病进程的思维导图。

9. 请提供本案例酸碱紊乱分析诊断的思维导图。

案例三 无力的四肢

一、案例介绍

【病史摘要】

患者,女,46 岁。以"间断胸痛、心悸伴四肢无力 1 周"主诉入院。1 周前患者无明显诱因出现间断性心悸和胸痛,伴四肢无力,不能长时间行走,肌肉疲劳感显著,并一直存在恶心感。入院后查心电图提示 ST-T 异常,室上性心动过速,可疑急性冠脉综合征。行急诊冠状动脉造影,结果提示仅左冠状动脉前降支狭窄 30%。进一步检查后,考虑该患者的心电图改变与电解质紊乱有关,立即行血气分析和电解质检查,发现患者存在严重低钾血症和酸碱紊乱。通过补钾补液和对症治疗,48h 后电解质及酸碱平衡紊乱消失。患者不适症状消失及实验室化验结果正常后予以出院,出院后继续口服碳酸氢钠和枸橼酸钾。出院后共进行了 3 次随访,否认肌无力、心悸、乏力等不适,实验室检查结果未见异常。既往史:曾有两次乏力及行走困难的情况发生,存在复发性肾结石、肾盂积水,后行介入手术治疗。

【体格检查】

T 36.6℃,R 22 次/min,P 122 次/min,BP 110/70mmHg。神志清,精神可,全身皮肤、黏膜未见明显黄染。未触及明显浅表淋巴结肿大。双肺叩诊呈清音,呼吸音清晰,未闻及干湿性啰音。心律齐,心音较有力,各瓣膜听诊区未闻及杂音。腹平坦,无压痛及反跳痛,肝脏肋下未触及。双下肢无水肿。双侧 Babinski 反射不明显,上肢和下肢肌力均减弱,3/5 级。查体未发现其他异常。

【辅助检查】

1. 实验室检查(表 5-3)

表 5-3 实验室检查结果

项目	检测值	单位	正常范围
红细胞	4.20	$\times 10^{12}$/L	3.5~5.0
血红蛋白浓度	128	g/L	110~150
血细胞比容	41	%	35~45
尿 pH	8.0		4.5~8.0
空腹血糖	5.5	mmol/L	3.9~6.1
尿素氮	6.5	mmol/L	3.2~7.1
肌酐	84	μmol/L	50~90
Na^+	141	mmol/L	130~150
K^+	1.8	mmol/L	3.5~5.5
Cl^-	123	mmol/L	96~106

续表

项目	检测值	单位	正常范围
HCO_3^-	6.0	mmol/L	22~27
pH	7.01		7.35~7.45
PaO_2	88	mmHg	80~100
$PaCO_2$	36	mmHg	35~45
心肌肌钙蛋白 T	0.2	ng/ml	0~0.16
肌酸激酶	290	U/L	26~140
肌酸激酶同工酶	65.4	U/L	0~25

2. **心电图检查** 提示室上性心动过速、V_2~V_6 导联 ST 段压低。

【临床思维过程】

1. 是否存在酸碱紊乱的原发病。代谢性酸中毒中有一类特别的病因就是肾小管性酸中毒,特征是肾小管排酸障碍,而肾小球功能基本正常。其中 I 型肾小管性酸中毒(renal tubular acidosis-I,RTA-I)发生在集合管分泌 H^+ 功能性降低,造成 H^+ 在体内蓄积使 HCO_3^- 进行性下降,称为远端肾小管性酸中毒。II 型肾小管性酸中毒(RTA-II)发生在近端小管,表现为上皮细胞重吸收 HCO_3^- 功能降低,尿中排出 HCO_3^- 增多从而使血浆 HCO_3^- 下降。RTA-I 型最常见,成年女性多发,病因多样化,常造成慢性肾脏损害。RTA-II 多发于婴幼儿和儿童,为遗传性缺陷。I、II 型肾小管性酸中毒的鉴别见表 5-4。

表5-4 I型和II型肾小管性酸中毒的鉴别

项目	I型	II型
血浆 pH	↓	↓
血浆 HCO_3^-	↓	↓
尿 pH	>6.0,晨尿可>7.0	<6.0,晨尿可<5.5
尿糖及尿氨基酸定性	均为(−)	均为(+)
NH_4Cl 负荷试验	尿 pH>5.5	尿 pH<6.0
尿 HCO_3^- 部分排泄率	<5%	>15%

2. 对该病人酸碱紊乱类型的判断同本章案例一中的"临床思维过程"2~4 内容。

【分析要点】

pH 显著<7.35,确定为酸中毒,因为患者无呼吸系统病史,$PaCO_2$ 也没有升高,而 HCO_3^- 显著性降低,所以诊断为代谢性酸中毒。$PaCO_2$ 为正常范围的低限应该是肺脏代偿的结果。阴离子间隙 $AG=Na^+-Cl^--HCO_3^-=141-123-6=12mmol/L$,位于 AG 正常范围内,因此该患者诊断为 AG 正常高血氯型代谢性酸中毒。

一般代谢性酸中毒,均会出现肾脏代偿性分泌 H^+ 和 NH_4^+ 增多,使尿液酸化;而该患者尿液呈现碱性,即反常性碱性尿。代谢性酸中毒排出反常性碱性尿,首先需要考虑代谢性酸中毒是否继发于高钾血症,而本例中并没有高钾血症反而发生了低钾。对于这种特殊的内环境紊乱(代谢性酸中毒+低钾血症+反常性碱性尿),需要高度怀疑肾小管性酸中毒,因为在肾小管性酸中毒时,肾小管分泌 H^+ 减少,尿液酸化功能障碍呈现出反常性碱性尿。同时,Na^+-H^+ 交换减弱,代偿性使 Na^+-K^+ 交换增强,肾脏失钾增多,常引起低钾血症。

代谢性酸中毒常伴随高钾血症,无论其中哪一个是原发性升高,都会强化细胞膜上的 H^+-K^+ 交换,因此代谢性酸中毒容易诱发高钾血症,而高钾血症又易导致代谢性酸中毒。但这种伴随性变化并非绝对,例如肾小管性酸中毒 I 型和 II 型都伴随的是低钾血症。

肾小管性酸中毒其病因往往是肾脏的慢性器质性损伤,常伴随肾小管重吸收钙的障碍,Ca^{2+} 从肾脏排出增多,高尿钙容易形成泌尿系结石。代谢性酸中毒又引起骨盐的溶解,因此患者常有骨代谢异常的临床表现。

肾小管性酸中毒在补钾时不能选择氯化钾,因为大量 Cl^- 进入体内升高血氯,使 HCO_3^- 进一步下降,不利于高氯性代谢性酸中毒的纠正。因此,在治疗肾小管性酸中毒的常用补钾药物为枸橼酸钾。

【治疗原则】

1. 原发病的控制或完全缓解,是 RTA 治疗的决定性因素之一。

2. 纠正低钾血症,枸橼酸钾长期口服,但不可口服氯化钾。

3. 大多数 RTA 患者同时存在代谢性酸中毒,但必须在低钾血症明显好转后再给予碳酸氢钠,以免在纠正酸中毒的治疗过程中加重低钾血症。

二、案例分析纲要

1. 该患者发生了什么类型的酸碱平衡紊乱?阴离子间隙是否改变?

2. 该患者出现低钾血症的原因是什么?

3. 代谢性酸中毒是否一定合并高钾血症?为什么?

4. 该患者发生酸中毒,为何尿液 pH 偏碱?

5. 该患者为何存在复发性肾结石?

6. 该患者补钾是否可以选择氯化钾?

7. 请提供本案例酸碱紊乱分析诊断的思维导图。

(刘　瑞　邓秀玲)

第六章

糖脂代谢紊乱

案例 肥胖的代价

一、案例介绍

【病史摘要】

患者男性,39岁。1周前受凉后出现低热、咳嗽、咳黄痰,多饮、多尿症状加重,今日自觉明显乏力、伴有头晕而入院。自诉因饮食量增加、运动减少而致体重增加(最高达115kg)12年。4年前出现烦渴、多饮多尿,当时门诊查空腹血糖10mmol/L,给予口服二甲双胍和瑞格列奈,空腹血糖可控制在8mmol/L左右,未监测餐后血糖,未控制饮食。否认高血压、心脏病史,否认肝炎、结核病史,有糖尿病家族史。

【体格检查】

T 38.5℃,R 26次/min,P 110次/min,BP 100/62mmHg,身高178cm,体重102kg,BMI 32.2kg/m²,腰围115cm,臀围108cm。体型肥胖,呼气有烂苹果味。意识清,角膜反射存在,巩膜无黄染。浅表淋巴结未触及。颈软,颈静脉无怒张。右下肺可闻及湿啰音。心率110次/min,律齐,各瓣膜听诊区未闻及病理性杂音。腹平软,肝脾肋下未触及。双下肢无水肿,双足背动脉搏动正常。

【实验室检查】

1. 血常规(表6-1)

表6-1 血常规检查结果

项目	检测值	单位	正常范围
白细胞	13	$\times 10^9$/L	3.5~9.5
中性粒细胞绝对值	10.8	$\times 10^9$/L	1.8~6.3
淋巴细胞绝对值	1.5	$\times 10^9$/L	1.1~3.2
单核细胞绝对值	0.45	$\times 10^9$/L	0.1~0.6
中性粒细胞占比	83.1	%	40.0~75.0
淋巴细胞占比	11.5	%	20.0~50.0
单核细胞占比	0.35	%	3.0~10.0
红细胞	4.33	$\times 10^{12}$/L	3.8~5.1
血小板	200	$\times 10^9$/L	125~350
血红蛋白	120	g/L	115~150

2. 血液生化（表6-2）

表6-2　血液生化检查结果

项目	检测值	单位	正常范围
葡萄糖（随机）	20	mmol/L	<11.1
糖化血红蛋白	8.4	%	<6
酮体	3.5	mmol/L	<2
酸碱度	7.28		7.35~7.45
Na^+	150	mmol/L	135~145
K^+	3.6	mmol/L	3.50~5.50
Cl^-	110	mmol/L	93~110
二氧化碳分压	27	mmHg	35.0~45.0
碳酸氢根	13	mmol/L	22.0~26.0
实际碱剩余	−7	mmol/L	−3.0~+3.0

3. 尿常规（表6-3）

表6-3　尿常规检查结果

项目	检测值	单位	正常范围
酸碱度	5.0	mmol/L	5.5~6.5
比重	1.038	%	1.015~1.025
亚硝酸盐	阴性		阴性
葡萄糖	++++	mmol/L	阴性
蛋白质	+	g/L	阴性
酮体	++	mmol/L	阴性
胆红素	阴性	μmol/L	阴性
尿胆原	正常	μmol/L	正常或弱阳性
隐血	阴性		阴性
红细胞（高倍镜检）	0~2	个/HP	0~3
白细胞（高倍镜检）	阴性	个/HP	0~5
上皮细胞（高倍视野）	阴性	个/HP	0~5
透明管型	阴性	个/LP	0~1
颗粒管型	阴性	个/LP	0

【临床思维过程】

1. **考虑酮症酸中毒**　根据患者的病史、体格检查及实验室结果，考虑为"酮症酸中毒"，建议立即补液和使用胰岛素降糖。

患者诊断为糖尿病多年，平素血糖控制不佳。患者感染后表现为多饮、多尿症状加重，伴有明显乏力、头晕等神经系统症状；呼气有烂苹果味；实验室检查随机血糖明显增高，pH7.28,

血酮体增高,尿糖++++,尿酮体++;这些都提示出现糖尿病急性并发症——糖尿病酮症酸中毒。立即于 2h 内静脉输注生理盐水 1 000ml,并给予 20U 胰岛素静脉注射。其后将生理盐水调整至 250ml/h,并加入胰岛素 0.1U/(kg·h)。

2. **考虑低钾血症**　治疗后血糖逐渐降低,但患者全身乏力加重,并出现恶心、呕吐,考虑可能是伴有低钾血症,故急查血电解质。

每 4~6h 复查血糖,小剂量胰岛素持续静脉输注后,血糖水平逐渐下降。当血糖下降至 13.9mmol/L 时,改为 5% 葡萄糖水输注,维持胰岛素静脉输注。但患者诉说乏力加重,四肢无力明显,厌食、腹胀,并出现恶心、呕吐,考虑可能出现低钾血症。急诊查血 Na^+ 145mmol/L,血 K^+ 2.9mmol/L,故给予 10% 氯化钾溶液,部分静脉滴注(浓度控制在 30mmol/L),部分稀释于牛奶中,餐后口服。予心电监护和每小时测血 K^+,并且每日监测动脉血气和尿量,以调整输液量和氯化钾用量。经过 3d 的补液、降糖和补钾治疗,复查血浆 pH 7.36,血 K^+ 3.5mmol/L,血糖稳步下降至 11mmol/L,改为胰岛素泵持续皮下输注,速度为 0.1U/(kg·h)。

3. **存在肺部感染**　患者感冒后发热、咳黄痰,存在肺部感染,故进行抗感染治疗。

患者因受凉后出现低热、咳嗽、咳黄痰;体温升高,右肺湿啰音。血常规示白细胞和中性粒细胞数增高,提示肺部感染。进一步拍摄胸部 X 线片,见两侧胸廓对称,气管纵隔居中。两肺纹理清,右肺中上野见片状高密度影。双侧膈面光滑,肋膈角锐利(图 6-1)。痰培养检出肺炎链球菌,遂给予头孢曲松治疗 1 周后,体温正常,咳嗽、咳痰明显减轻,复查胸片右肺渗出阴影已吸收。

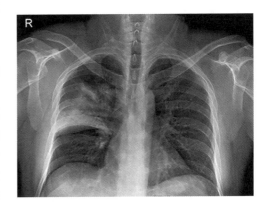

4. **出院随访**　经过 2 周的治疗,患者自觉无不适,给予健康宣教,准予出院定期随访。

出院时复查空腹血糖 7.1mmol/L,达到血糖控制目标。除了血脂升高、肝功能和肾功能不同程度受损外,血电解质指标都恢复正常(表 6-4),予带药出院。嘱患者清淡饮食,控制进食量,适当锻炼,早晚监测血糖,按时按量服用降糖药和降血脂药物。

图 6-1　患者胸部 X 线片

表 6-4　肝肾功能及电解质检查结果

项目	检测值	单位	正常范围
总蛋白	77.0	g/L	60~83
白蛋白	38.1	g/L	35~55
球蛋白	38.9	g/L	15~35
总胆红素	15.7	μmol/L	5.1~19
结合胆红素	6.7	μmol/L	1.7~6.8
非结合胆红素	9.0	μmol/L	0~14
谷丙转氨酶	76	U/L	0~45
谷草转氨酶	181	U/L	0~50
谷氨酰转肽酶	290	U/L	7~50

续表

项目	检测值	单位	正常范围
碱性磷酸酶	200	U/L	42~140
总胆汁酸	3.6	μmol/L	0~10
肌酐	298	μmol/L	44~133
尿素氮	14.2	mmol/L	2.8~8.2
尿酸	580	μmol/L	89~416
β_2-微球蛋白	2.59	mg/L	1~3
葡萄糖	7.1	mmol/L	3.9~6.1
总胆固醇	4.48	mmol/L	0~5.2
甘油三酯	8.23	mmol/L	0~1.7
高密度脂蛋白	0.88	mmol/L	1.16~1.42
低密度脂蛋白	1.22	mmol/L	0~3.1
载脂蛋白 A1	1.16	g/L	1.2~1.6
载脂蛋白 B	0.89	g/L	0.6~1.1
Na^+	140.2	mmol/L	135~145
K^+	4.23	mmol/L	3.50~5.50
Cl^-	102.2	mmol/L	93~110
Ca^{2+}	2.28	mmol/L	2~2.5
Mg^{2+}	0.64	mmol/L	0.48~1.06
P^{3+}	0.94	mmol/L	0.84~1.45

【防治原则】

消除诱因(治疗肺部感染)、用胰岛素纠正代谢紊乱(降血糖和酮体)、输液补充血容量(先盐后糖,先快后慢)、纠正酸中毒(视情况适当补碱)、纠正电解质紊乱(补钾)、指导减重和降糖降脂治疗,预防并发症。

二、案例分析纲要

1. 该患者入院时出现哪些病理生理异常,其诊断依据是什么?

2. 患者为什么在感冒发热后出现多饮、多尿症状加重?

3. 该患者在治疗过程中出现低血钾的机制是什么?

4. 患者血酮体升高的机制是什么,对机体有何影响?

5. 根据患者的血脂检测结果判断患者属于哪种血脂异常。

6. 该患者的肥胖与高血糖之间有什么联系?

7. 根据肝肾功能检测报告,患者可能还有哪些病理改变,其机制是什么?

8. 患者需要注意预防哪些可能的并发症?

(章卫平　陈玉霞)

第七章

应　激

案例　幸运的郭先生

一、案例介绍

【病史摘要】

郭先生,男,49岁。因"记忆力下降1年,加重半个月"主诉入院。患者自诉1年前无明显诱因自觉记忆力下降,表现为近事遗忘,无头晕、头痛、呕吐、视物模糊、行走不稳、意识障碍等其他不适。记忆力下降的症状进行性加重,半个月前就诊于当地医院,行头部CT检查,显示大脑前动脉出血破入第三脑室。患者为求进一步诊治,以"颅内占位性病变(鞍上、第三脑室)"收入我院。

入院后完善相关检查,考虑颅内占位性病变可能(鞍上、第三脑室海绵状血管瘤待查),行脑干病损切除术+显微镜下第三脑室底造瘘术。术后患者神志呈浅昏迷状态,体温为39℃,心率120次/min,给予抗炎、止血等对症及营养支持治疗后神志好转。术后第6天凌晨4点,患者突然出现血压下降,最低达63/32mmHg,心率155次/min,可见黑便,伴神志障碍加重,考虑为上消化道出血。予以去甲肾上腺素升压,输注浓缩红细胞1.5U;予以生长抑素止血,奥美拉唑护胃。患者的血压逐渐上升至83/58mmHg。下午6点,患者血压恢复至108/72mmHg,心率100次/min,神志呈浅昏迷。此后,患者的血压间断下降,仍然解黑便,采用小剂量去甲肾上腺素维持,输注浓缩红细胞。术后第15天进行胃镜检查,显示十二指肠球部黏膜水肿明显,前、上、后壁至球-降部可见多处8~15mm凹陷,底覆薄白苔,周围黏膜明显充血水肿、糜烂。术后1个月,患者痊愈出院。

【术后第6天的体格检查】

T 38.8℃,R 23次/min,P 100次/min,BP 108/72mmHg。浅昏迷状态,左侧瞳孔6mm,对光反射消失,右侧瞳孔2mm,对光反射灵敏。双肺呼吸音粗,可闻及湿啰音。腹平软。右上肢肌力2级,右下肢肌力3级,左侧肢体肌力、肌张力正常,病理征阴性,双侧霍夫曼征阴性,双侧巴宾斯基征阴性。

【术后第6天的实验室检查】

1. **血常规**(表7-1)

表7-1　血常规检查结果

项目	检测值	单位	正常范围
红细胞(RBC)	2.22	$\times 10^{12}$/L	4.01~5.5
血红蛋白(Hb)	51	g/L	120~160

续表

项目	检测值	单位	正常范围
血小板（PLT）	39	×10⁹/L	100~300
中性粒细胞（N）	86	%	50~70

2. **大便常规**   大便潜血实验阳性。

3. **肝/肾功能**（表7-2）

表7-2   肝肾功能检查结果

项目	检测值	单位	正常范围
谷丙转氨酶（ALT）	90.6	U/L	0~40
谷草转氨酶（AST）	111.7	U/L	0~40
总蛋白	37.4	g/L	65.0~85.0
白蛋白（ALB）	18.4	g/L	40.0~55.0
球蛋白（GLO）	19	g/L	20~40
白蛋白/球蛋白	1.0		1.2~2.4
总胆红素（TB）	116	μmol/L	1.7~17.1
尿素	25.18	mmol/L	3.10~8.00
肌酐	184.9	μmol/L	41.0~111.0
血糖	12.37	mmol/L	3.90~6.10

【临床思维过程】

1. **初步诊断**   根据患者术后第6天的症状、体格检查及实验室检查结果,初步考虑为"失血性休克,上消化道出血",条件允许可的情况下进行胃镜检查。

患者在"脑干病损切除术+显微镜下第三脑室底造瘘术"后第6天出现血压下降,最低达63/32mmHg,心率明显加快,并解黑便,伴神志障碍加重;血常规显示血红蛋白浓度降低、红细胞数目减少,大便潜血实验阳性。予以去甲肾上腺素、输注浓缩红细胞、生长抑素、奥美拉唑等治疗后血压恢复,心率逐渐恢复正常。因此,失血性休克和上消化道出血的诊断可以成立。

2. **明确病因**   根据患者的病史、临床表现、实验室检查及胃镜检查,可考虑为"应激性溃疡所致的上消化道出血"。

患者在术前没有消化道溃疡的病史,大便常规、血常规、肝功能、肾功能均正常,而在脑外科术后出现休克、解黑便、血糖水平明显升高,胃镜检查显示,十二指肠球部黏膜水肿明显,前、上、后壁至球-降部可见多处8~15mm凹陷,底覆薄白苔,周围黏膜明显充血水肿、糜烂。因此,患者出现上消化道出血主要考虑是应激性溃疡所致。

3. **治疗原则**   抗休克和消化道止血是治疗的重要环节。

患者在脑外科术后发生应激性溃疡,导致上消化道出血,并出现失血性休克,因此补充血容量、使用血管活性药物、止血是关键的治疗措施。该患者采用输注浓缩红细胞和去甲肾上腺素,并用生长抑素止血,奥美拉唑护胃等措施治疗。因为患者的出血灶没有确定以及存在活动性出血,采用去甲肾上腺素升压和容量复苏时要考虑采用"限制性容量复苏"策略。失血性休克导致患者的肝脏和肾脏灌流减少,出现肝功能和肾功能障碍,尽量选择对肝脏和肾脏没有副作用的药物。

二、案例分析纲要

1. 患者出现黑便的可能原因是什么？该如何确定？

提示:患者出现黑便的可能原因是应激性溃疡所致。患者在术前没有消化道溃疡病史,大便常规、血常规、肝功能、肾功能均正常,而在脑外科术后出现休克、解黑便、血糖水平明显升高。

2. 试述患者术后出现十二指肠溃疡的可能机制,该如何处理？

提示:①黏膜缺血。脑出血属强烈应激,导致蓝斑-交感-肾上腺髓质强烈兴奋,血液发生重分布而使胃和十二指肠黏膜小血管强烈收缩,血液灌流显著减少。②糖皮质激素的作用。③其他因素。脑出血时发生酸中毒可使胃肠黏膜细胞中的 HCO_3^- 减少。

3. 患者血糖为什么会升高？该如何处理？

提示:应激时糖原的分解及糖异生明显增强,使血糖明显升高,甚至可超过肾糖阈而出现糖尿。

4. 患者血压下降的可能原因是什么？治疗原则是什么？

提示:发生应激性溃疡,导致上消化道出血,并出现失血性休克。

5. 如何解释患者出现肝功能异常？

提示:休克导致肝脏灌流量减少,直接影响肝实质细胞和库普弗细胞的能量代谢。

6. 患者的尿素和肌酐为什么增高？

提示:休克导致肾脏灌流量减少以及休克后交感神经兴奋引起入球小动脉收缩,从而肾小球滤过率降低,导致少尿,患者的尿素和肌酐排泄减少。

（张华莉　王　念）

第八章

发　热

案例一　输液反应

一、案例介绍

【病史摘要】

患者，男，4岁。2d前于淋雨后出现发热，伴咽痛、头痛、全身肌肉酸痛，食欲减退，轻咳无痰。尿少，色黄。无呕吐、腹痛，无抽搐。以"发热待查"收入院。

【体格检查】

T 39.3℃，P 118次/min，R 32次/min，BP 90/65mmHg。神志清楚，精神萎靡，眼结膜无充血，瞳孔等大等圆，全身未见皮疹及出血点。口唇未见疱疹，咽充血，双侧扁桃体Ⅲ度肿大，表面可见脓点，无白膜。双侧颈部可触及数枚肿大淋巴结，大小约1.0cm×1.0cm，无痛感。心、肺检查未发现异常。腹软，无压痛及反跳痛，未触及肝脾。神经系统检查：无病理反射。

【门诊辅助检查】

1. 血常规及C反应蛋白（表8-1）

表8-1　血常规及C反应蛋白检查结果

血常规	检测值	单位	正常范围
白细胞（WBC）	15.1	$\times 10^9/L$	4~10
血红蛋白（HGB）	128	g/L	100~200
淋巴细胞百分比	10.7	%	23.0~69.0
中性粒细胞百分比	83.6	%	22.0~65.0
单核细胞	4.9	%	2.0~11.0
红细胞	4.46	$\times 10^{12}/L$	3.5~5.5
淋巴细胞绝对值	1.61	$\times 10^9/L$	1.8~6.3
CRP（C反应蛋白）	40.22	mg/L	0.00~6.00

2. **胸部 X 线片**　未见异常(图 8-1,图 8-2)。

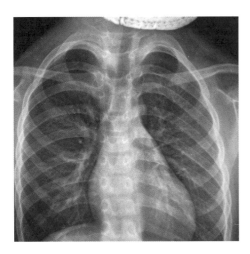 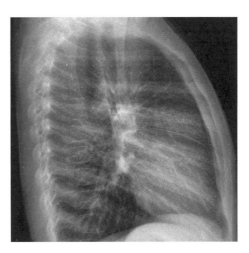

图 8-1　胸部 X 线正位片　　　　　　　图 8-2　胸部 X 线侧位片

【入院实验室检查】

1. **尿常规**(表 8-2)

表 8-2　尿常规检查结果

项目	检测值	单位	正常范围
尿颜色	淡黄色		
浊度	清晰		
尿酸碱度	6.0		5.5~6.5
尿比重	1.019		1.005~1.030
尿白细胞	阴性		阴性
尿亚硝酸盐	阴性		阴性
尿蛋白	阴性		阴性
尿糖	阴性		阴性
尿酮体	++		阴性
尿胆红素	阴性		阴性
尿胆原	正常		正常或弱阳性
尿隐血	阴性		阴性
红细胞(高倍镜检)	0	个/HP	0~3
白细胞(高倍镜检)	1	个/HP	0~5
上皮细胞(高倍视野)	1	个/HP	0~5
透明管型	0	个/LP	0~1
尿病理管型	阴性		阴性
尿结晶	阴性		阴性
酵母菌	阴性		阴性

2. **EB 病毒 DNA**　$<2.00e^{+002}$ IU/ml（正常范围$<2.00e^{+002}$ IU/ml）

3. **疱疹病毒**　IgM（−），IgG（−）

4. **血液生化及血气分析**（表 8-3）

表 8-3　血液生化与血气分析结果

项目	检测值	单位	正常范围
葡萄糖（GLU）	4.33	mmol/L	3.9~6.1
降钙素原	0.12	ng/ml	0.1~0.5
钠（Na^+）	138	mmol/L	135~145
钙（Ca^{2+}）	2.47	mmol/L	2.25~2.75
氯（Cl^-）	103.5	mmol/L	98~110
钾（K^+）	4.03	mmol/L	3.7~5.2
镁（Mg^{2+}）	0.93	mmol/L	0.87~1.25
磷（P^{3+}）	1.59	mmol/L	1.37~1.99

5. **颈部淋巴结超声**　双侧颈部可见多发低回声淋巴结,皮质增厚,回声减低,淋巴门结构存在,左侧较大者位于Ⅱ区,大小约 9.7mm×8.6mm,右侧较大者位于Ⅱ区,大小约 9.1mm×7.4mm。考虑反应性增生。

【治疗】

入院后给予抗生素及输液治疗。但在输液过程中出现寒战、烦躁不安。体温最高升至41℃,心率 135 次/min,呼吸浅促,考虑患者出现输液反应。立即更换输注的液体,肌内注射异丙嗪,给患者用温水擦浴。次日,体温渐降,出汗较多,继续输液及抗生素治疗。3d 后,体温降至 37℃,除感乏力外,无自觉不适。住院 6d,痊愈出院。

【临床思维过程】

1. **考虑急性化脓性扁桃体炎**　根据患者的病史、体格检查及实验室结果,考虑为"急性化脓性扁桃体炎",建议立即抗感染治疗。

通过了解患者发病时的完整病史和发病过程中的因果关系。可知本案例患者发病的诱因为淋雨→扁桃体急性感染→体温升高(发热)→一系列的临床表现:头痛、全身肌肉酸痛、食欲减退,精神差,脉搏、心率、呼吸增快,尿少、色黄等。入院时的发热是由于患者双侧扁桃体急性感染所致。根据发热、咽痛、体温升高达 39℃以上,咽充血,双侧扁桃体Ⅲ度肿大,表面可见脓点,无白膜,双侧颈部淋巴结肿大,实验室检查见白细胞总数升高,CRP 升高,本病的诊断应为急性化脓性扁桃体炎。

2. **进行鉴别诊断**　根据患者病史、临床表现进行鉴别诊断和完善其他检查。

在患儿病史中,口唇未见疱疹,且入院检查疱疹病毒(−),可排除疱疹性咽峡炎。查体发现"双侧颈部淋巴结肿大,无痛感",结合患儿淋巴结超声及 EB 病毒检查,可排除 EB 病毒等其他病毒感染。胸片显示未见异常:可排除下呼吸道感染。

3. **治疗过程中的输液反应**　患者在治疗过程中出现输液反应,给予对症治疗。

患者在输液过程中出现寒战、体温升高至 41℃,属于医源性的输液反应。最常见的原因是输液器具或液体污染了内毒素。停止输液并给予抗过敏药如异丙嗪后,体温渐降。由于内毒素耐热性强,一般方法难以清除,是血液制品和输液过程中的主要污染物,因此,该患者入院后在输液过程中体温继续升高多为内毒素所致。内毒素进一步激活体内致热原细胞,使后者产生和释放内源性致热原(EP),内源性致热原直接作用于体温中枢或通过中枢发热介质使原已升高的调定点继续上移;体温调节中枢发出调节性冲动,使产热增加,散热减少,因而患者表现出体温上升期的热代谢特点和相应的临床表现。

给患者用温水擦浴护理的意义在于保护中枢神经系统和心脏的功能,防止高热引起昏迷、谵妄等中枢神经系统症状和心力衰竭。尤其本例患者年龄偏小,更应及早预防高热可能诱发的热惊厥。

【防治原则】

1. **治疗原发病** 发热不是孤立的症状,多是由原发病引起。因此,一旦出现发热,应积极治疗原发病,要从源头上阻断发热的发生、发展。

2. **一般性发热的处理** 对于发热体温<38.5℃又不伴有其他严重疾病的患者,可不急于解热。对于一般发热的案例,主要针对基础代谢率增高和大汗脱水等情况,予以补充足够的营养物质、维生素和水。

3. **高热或超高热的处理** 在高热、超高热或病情危急时,可采用物理方法降温。如用冰帽或冰袋冷敷头部,四肢大血管处用温水擦浴以促进散热等。也可将患者置于较低的环境温度中,加强空气流通,以增加对流散热。为防止热惊厥的发生,要积极做降热处理,口服、直肠、静脉给降热药,或冬眠疗法,使体温迅速下降。

二、案例分析纲要

1. 患者发热是怎样引起的? 可能的诊断是什么?
2. 在输液过程中出现畏寒、寒战、体温升高属何种反应? 为什么?
3. 给患者用温水擦浴处理的意义何在?
4. 该患儿持续发热应该如何处理?

案例二　瑞氏综合征

一、案例介绍

【病史摘要】

患者,女,8岁。3d前无明显诱因出现发热,体温波动于37.5~39℃。适量口服退热药尼美舒利1次。1d前开始呕吐,共呕吐4次,呕吐物为胃内容物,非喷射状,无咖啡样物,未予处理。发热持续,明显神情萎靡、嗜睡。家属口述:入院2h前出现抽搐,共2次,表现为双眼凝视,双拳紧握,四肢强直抖动,持续1~2min后缓解,无口吐白沫、大小便失禁等。两次抽搐间隔时间大于30min且中间无意识清醒期。既往史、个人史、家族史均无特殊疾病。门诊急诊以“发热、抽搐待查”收入院。入儿童重症监护室(PICU)治疗。

【体格检查】

T 39.3℃,P 105次/min,R 30次/min,BP 110/65mmHg。意识模糊,全身皮肤轻度黄染、未见花斑,三凹征(－)。双巩膜黄染,双瞳孔等大等圆,直径约3.0mm,对光反射灵敏。咽部充血。双肺呼吸音粗,未闻及干、湿性啰音。心音尚有力,节律整齐,无杂音。腹软,肝脾肋下未触及。四肢末端暖。神经系统检查:颈强(－),双侧克氏征(－),双侧巴宾斯基征(＋)。

【门诊实验室检查】

1. **血常规及 C 反应蛋白**（表 8-4）

表 8-4 血常规及 C 反应蛋白检查结果

项目	检测值	单位	参考范围
白细胞（WBC）	21.05	$\times 10^9$/L	4~10
血红蛋白（Hb）	123	g/L	100~200
淋巴细胞百分比	11.5	%	23.00~59.0
中性粒细胞百分比	86.5	%	31~70
单核细胞百分比	1.8	%	2.0~11.0
嗜酸细胞百分比	0.2	%	0.5~5.0
红细胞	4.46	$\times 10^{12}$/L	3.5~5.5
中性粒细胞绝对值	18.2	$\times 10^9$/L	2~7
淋巴细胞绝对值	1.61	$\times 10^9$/L	0.70~4.00
血小板	421	$\times 10^9$/L	100~300
CRP（C 反应蛋白）	32	mg/L	0.00~6.00

2. **血液生化**（表 8-5）

表 8-5 血液生化检查结果

项目	检测值	单位	参考范围
葡萄糖（GLU）	4.33	mmol/L	3.9~6.1
降钙素原	0.12	ng/ml	0.1~0.5
血钠（Na^+）	125.5	mmol/L	135~145
钙（Ca^{2+}）	2.38	mmol/L	2.25~2.75
氯（Cl^-）	103.3	mmol/L	98~110
钾（K^+）	3.3	mmol/L	3.7~5.2
镁（Mg^{2+}）	0.83	mmol/L	0.7~1.25
磷（P^{3+}）	1.92	mmol/L	1.37~1.99
碳酸氢根（HCO_3^-）	13.5	mmol/L	19~24
血氨	82.20	μmol/L	18~72

【入院辅助检查】

1. **血气分析**（表 8-6）

表 8-6 血气分析结果

项目	检测值	单位	参考范围
pH	7.35		7.35~7.45
二氧化碳分压（PCO_2）	20.00	mmHg	32~48

续表

项目	检测值	单位	参考范围
氧分压（PO$_2$）	75.5	mmHg	83~108
乳酸（cLac）	2.80	mmol/L	0.2~2.2
BE	20	mmol/L	−3~+3
碳酸氢根	18	mmol/L	22~27.8
SO$_2$%	95	%	95~98

2. 血液生化（表 8-7）

表 8-7　血液血生化检查结果

项目	检测值	单位	参考范围
谷丙转氨酶（ALT）	1 530.9	IU/L	7~30
谷草转氨酶（AST）	1 092.0	IU/L	18~45
总胆红素（TBiL）	160.00	μmol/L	1.6~20.6
结合胆红素（DBiL）	110.40	μmol/L	0.0~6.5
非结合胆红素（IBil）	49.60	μmol/L	
尿素（Urea）	7.90	mmol/L	2.3~7.2
肌酐（Crea）	157.00	μmol/L	44.0~110.0

3. 出凝血指标（表 8-8）

表 8-8　出凝血指标检查结果

项目	检测值	单位	参考范围
凝血酶原时间（PT-SEC）	108.30	s	8.6~13.0
活化部分凝血酶原时间（APTT-SEC）	136.8	s	26.0~42.0
凝血酶时间（TT-SEC）	24.2	s	10.0~18.0
抗凝血酶-Ⅲ活性（ATⅢ）	32.0	%	90.3 ± 13.2
D-D	19.88	μg/ml	0~243
FDP	50.77	μg/ml	<5

4. 尿常规（表 8-9）

表 8-9　尿常规检查结果

项目	检测值	单位	正常范围
尿颜色	淡黄色		
浊度	清晰		
尿酸碱度	8.0		5.5~6.5
尿比重	1.021		1.005~1.030

续表

项目	检测值	单位	正常范围
尿白细胞	阴性		阴性
尿亚硝酸盐	阴性		阴性
尿蛋白	阴性		阴性
尿糖	阴性		阴性
尿酮体	+		阴性
尿胆红素	阴性		阴性
尿胆原	正常		正常或弱阳性
尿隐血	阴性		阴性
红细胞(高倍镜检)	2	个/HP	0~3
白细胞(高倍镜检)	1	个/HP	0~5
上皮细胞(高倍视野)	1	个/HP	0~5
透明管型	0	个/LP	0~1
尿病理管型	阴性		阴性
尿结晶	阴性		阴性
酵母菌	阴性		阴性

5. **CT 检查**　头颅 CT 示弥漫性脑水肿(图 8-3)。胸部 CT 未见明显异常(图 8-4)。

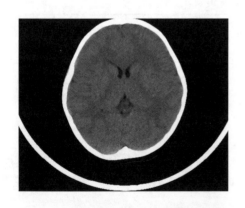

图 8-3　患者颅脑 CT 示弥漫性脑水肿

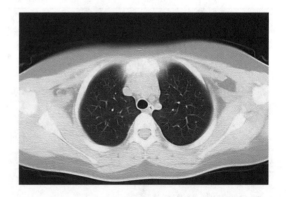

图 8-4　患者胸部 CT

6. **心电图**　窦性心律,105 次/min,窦性心动过速,大致正常心电图。

7. **肝胆胰脾超声**　肝脏轻度弥漫性改变;胆囊、胰腺未见明显异常;脾脏略增大;未见明显异常肿大淋巴结,无腹腔积液。

【临床思维过程】

1. **考虑"瑞氏综合征"**　根据门诊病史、体格检查及实验室结果,考虑患者为"瑞氏综合征"。

本案例以发热、呕吐、抽搐起病,神经系统(嗜睡、抽搐)表现为首发,伴进行性加重的意识障碍,易与颅内感染性疾病相混淆导致误诊及误治。但患者皮肤黄染,肝酶、血氨升高,肝脏增大,肝功能损害,临床中以神经系统表现为首发的颅内感染性疾病一般不会引起皮肤黄染,肝酶、血氨进行性升高,肝功能损害。因此,依据患儿年龄、临床表现及相关辅助检查结果,考虑瑞氏综合征(Reye 综合征)可能性较大。

2. **确诊"瑞氏综合征"** 根据入院病史、临床表现、辅助检查结果,可确诊为"瑞氏综合征"。

瑞氏综合征是以皮肤黄染、肝功能损害和脑水肿为表现的一组症候群。病理改变主要是脑水肿和肝、肾、心等器官的脂肪变性,主要超微结构是线粒体的功能异常。以往该病病死率高达 26%~43%,病因尚不明确,但普遍认为病毒(如水痘病毒、EB 病毒、流感病毒等)感染、药物(如阿司匹林)、有机农药、黄曲霉毒素、代谢性疾病等与瑞氏综合征的发病有关。

3. **瑞氏综合征的典型临床表现及其预后** 本病主要表现为急性非炎症性脑病、严重肝功能损害及代谢紊乱(代谢性酸中毒、高乳酸、高血氨等)。典型的瑞氏综合征多见于平素健康的小儿。本病一般表现为两个阶段:开始常为病毒感染(如消化道感染或呼吸道感染),随后出现急性非炎症性脑病表现(如突发意识障碍、顽固性呕吐)。意识障碍可从轻度健忘、嗜睡,至意识模糊、昏睡、浅昏迷,并迅速进入深昏迷状态。表现为对任何刺激均无反应,全身肌肉松弛,无自发活动,反复惊厥,双眼球固定,瞳孔散大,各种反射消失,甚至呼吸停止、心律失常等。早期诊断和及时支持性对症处理是治疗的关键。瑞氏综合征患者病情轻重不一,不同患者可能会出现不同程度的脏器受损,应依据患者不同情况给予具体治疗。

瑞氏综合征可有语言障碍、智力低下、癫痫等后遗症。预后与病情轻重、进展速度以及治疗早晚有关。发病年龄越小、早期出现昏迷、反复惊厥、血氨在 176μmol/L 以上、高血钾者,提示预后不良。所有瑞氏综合征患者后期进行康复治疗,对减轻神经系统后遗症均有积极意义。该病目前能做到的预防是不要常规给孩子服用阿司匹林作为退热药物,可预防药物性因素引起的瑞氏综合征。

4. **瑞氏综合征的治疗方案** 根据临床表现和实验室检查结果,给予治疗。

入院即入儿童重症监护室(PICU)治疗,抗感染、抗病毒治疗,镇静,降颅内压、强心、营养心肌、护肝、补钠、补钾、纠正酸中毒等处理。病程中患儿意识障碍进行性加重,入院第 2 天,患儿呈浅昏迷状态,当日患儿出现心搏骤停,立即予以心肺复苏术处理。立即气管插管,有创呼吸机辅助通气、扩容、升压。当时查体:全身皮肤轻度黄染,双巩膜黄染,双瞳孔散大,直径约5mm,对光反射消失,肝脏增大,于肋下 4cm 处扪及,肢端凉,毛细血管再充盈时间 5s。双侧巴宾斯基征阳性。结合患儿临床表现,肝功进行性受损,肝脏进行性增大,意识障碍进行性加重,考虑瑞氏综合征。行血浆置换、血液透析及人工肝置换术治疗。经 21d 治疗,患儿生命体征逐渐平稳,各项生化指标逐渐恢复,痊愈出院。

【治疗原则】

治疗主要是采取综合措施,积极纠正代谢紊乱、维持水电解质酸碱平衡、控制脑水肿、降低颅内压、防治脑疝发生(甘露醇)、止痉(咪达唑仑)、降低血氨(血液透析等)、保肝、保证能量供给及加强护理,做好各种对症处理。

二、案例分析纲要

1. 患者发热是怎样引起的? 可能的诊断是什么?

2. 在疾病治疗过程中出现进行性加重的意识障碍,皮肤黄染,转氨酶、血氨升高,原因及发病机制是什么?

3. 给患者用尼美舒利口服退热处理,有何不妥之处?

4. 面对该患儿的进行性意识障碍首要处置是什么? 为什么?

5. 根据该患者入院病史是否可以排除热惊厥? 如果可以请阐述理由。

（张伟华　田执梁）

第九章

炎 症

案例一 反复发热的夏先生

一、案例介绍

【病史摘要】

夏先生,45 岁。20d 前无明显诱因出现发热,体温最高 38.6℃,无明显畏寒、寒战,伴咳嗽,咳少许白色黏痰。自服左氧氟沙星 0.5g/d。体温仍在 37.5~38.5℃之间波动,咳嗽、咳痰较前稍好转。近几日逐渐出现活动后气促,到医院就诊。否认慢性病史,无吸烟及饮酒史。

【体格检查】

T 38.4℃,R 20 次/min,P 90 次/min,BP 115/75mmHg。双肺呼吸音正常,未闻及干湿啰音。心律齐,各瓣膜听诊区未闻及病理性杂音。腹软,无压痛及反跳痛,肠鸣音存在。双下肢无水肿。

【实验室检查】

1. **门诊血常规** RBC 4.06×10^{12}/L,Hb 125g/L,WBC 8.3×10^9/L,N 0.94,PLT 290×10^9/L,CRP 9.45mg/L(正常 0~8mg/L)。

2. **入院实验室检查** 血气分析、肝功能、肾功能基本正常;血糖、淀粉酶均在正常范围。

3. **真菌 D-葡聚糖检测** 161.20pg/ml(正常<10pg/ml);痰培养和荧光染色抗酸杆菌涂片反复多次阴性。

4. **支气管肺灌洗液** 肺孢子菌阳性,HIV 抗体和核酸均阳性,$CD4^+T$ 细胞 44μl(正常值 500~750μl),$CD4^+$5%,$CD8^+$58%,$CD4^+/CD8^+$=0.09(正常值 1.75~2.1)

【影像学检查】

1. **门诊胸片** 两肺弥漫性浸润影(图 9-1)。

2. **入院后肺部 CT** 两肺呈均匀广泛的毛玻璃样影(图 9-2)。

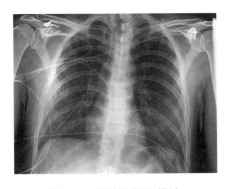

图 9-1 门诊胸部 X 线片

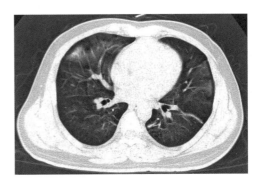

图 9-2 患者肺部 CT

【临床思维过程】

1. **诊断过程**   患者夏先生,出现发热 20d,伴有咳嗽和少量白色黏痰,胸片提示两肺弥漫性浸润影,初步确定为肺部感染,收住院。入院后 CT 检查两肺呈均匀广泛的毛玻璃样影,进一步明确患者肺部感染。治疗采取甲泼尼龙琥珀酸钠抗炎及抗细菌、抗真菌治疗,患者体温有所好转。但在甲泼尼龙琥珀酸钠减量过程中患者再次出现发热,因此医生加急做支气管肺灌洗和血液检查,并且提出会诊请求。会诊专家建议支气管肺灌洗液查肺孢子菌,血液查 HIV 抗体、HIV 核酸及 T 细胞亚群。结果发现:肺孢子菌阳性,HIV 筛查阳性,CD4$^+$T 细胞绝对值下降,CD4$^+$/CD8$^+$ 比值降低,真菌 D-葡聚糖明显升高。因此,患者明确 HIV 感染,并且已出现免疫功能缺陷合并机会性感染,诊断为艾滋病(acquired immunodeficiency syndrome,AIDS)合并肺孢子菌肺炎。

2. **治疗过程**   艾滋病是一种危害性极大的传染病。科室马上召开会议,说明情况,要求每位医护人员加强防护,严格规范操作,并执行保密性原则。主管医生和夏先生进行细致沟通,进行 HIV 感染的治疗前宣教和治疗依从性教育。按照会诊意见,对患者开始进行复方磺胺甲噁唑、拉米夫定+替诺福韦+拉替拉韦和伏立康唑联合治疗方案。

3. **人文关怀**   经过激烈思想斗争,夏先生将自己感染 HIV 的实情告知妻子并求得了妻子的谅解。医院迅速对夏先生的妻子和孩子留取血样,进行 HIV 抗体筛查,所幸两人的检测结果均为阴性。夏先生妻子也主动找到医生询问病情和注意事项,并明确表示不会放弃治疗。

4. **疾病转归**   经过 3 周左右的住院治疗,患者无发热、胸闷、呼吸困难表现。复查胸部CT,肺部病灶较入院时明显吸收好转,CD4$^+$ 细胞计数也开始上升,准予出院。要求患者遵医嘱定时定量服用抗 HIV 药物,每月门诊随访肝功能,每 3 个月测 CD4$^+$T 细胞,每 6 个月测 HIV 病毒载量。

【防治原则】

1. **加强艾滋病预防宣教工作**   目前尚无有效预防 HIV 感染的疫苗,因此预防 HIV 感染的科普宣教极为重要。包括:①避免高危性行为;②严禁吸毒,不与他人共用注射器;③严格管理、规范使用血制品;④避免直接与 HIV 病毒感染者的体液接触;⑤不要共用个人卫生护理用品。

2. **目前艾滋病仍强调综合治疗**   ①抗病毒治疗,其中被称作"鸡尾酒疗法"的联合用药方法具有确定的疗效,即 2 种或 3 种反转录酶抑制剂、HIV 蛋白酶抑制剂联合使用,可使艾滋病患者病死率明显降低;②增强免疫功能,例如胸腺移植、体外扩增自体 CD4$^+$T 细胞再回输等;③并发症治疗,例如针对肺孢子菌感染可采用复方磺胺甲噁唑;④支持治疗,艾滋病患者病情与心理、营养等状况密切相关,因此社会、家庭的支持系统尤为重要。

二、案例分析纲要

1. 患者发热、咳嗽反复发作的原因是什么?

2. 患者 C 反应蛋白(CRP)升高,请分析其在炎症反应中的作用。

3. 患者门诊胸片显示两肺出现弥漫性浸润影,入院后肺部 CT 呈均匀广泛的毛玻璃样影的原因是什么?

(注:可重点讨论炎症介质介导血管通透性增加的机制)

4. 患者血常规白细胞正常,中性粒细胞升高,其可能的原因是什么?

5. 试画出患者疾病发生、发展及临床诊治的思维导图。

6. 艾滋病防治任重道远,试结合实例讨论如何加强艾滋病防治的科普宣传?

案例二　频频聚餐惹的祸

一、案例介绍

【病史摘要】

杨先生,40岁,公司经理。平时工作繁忙常出差,趁春节假期约了几场亲朋好友聚餐。昨天中午聚餐中趁着高兴就多喝了些酒,下午回家后逐渐出现中上腹持续性胀痛,休息后没有缓解,并且腹痛逐渐加重,波及整个腹部,同时伴有后背部疼痛。妻子见杨先生面色苍白、头冒冷汗,赶紧叫救护车送杨先生去医院急诊。杨先生告诉医生其上腹部疼痛难忍。医生追问既往病史,妻子说他有胆囊结石近10年,否认有肝炎、结核等传染病史,否认有"高血压""糖尿病"等慢性病史。

急诊医生立刻予以实验室及上腹部CT检查。在做CT检查过程中,杨先生出现休克症状:反应淡漠,四肢发冷。医生在急诊抢救室予以抗休克治疗,杨先生的血压逐渐恢复至正常范围。

【体格检查】

门诊检查:T 37.8℃,R 23次/min,P 120次/min,BP 65/40mmHg。神志清,急性痛苦病容。呼吸音粗,无啰音。心音正常,律齐,各瓣膜听诊区未闻及病理性杂音。腹部膨隆,全腹压痛、反跳痛伴肌紧张,以中上腹为最重。移动性浊音(+),肠鸣音1次/min。

【实验室检查】

1. 门诊血常规(表9-1)

表9-1　血常规及C反应蛋白检查结果

项目	检测值	单位	正常范围
白细胞	23.5	$\times 10^9$/L	5.0~11.0
中性粒细胞	21.7	$\times 10^9$/L	1.8~6.3
中性粒细胞占比	93	%	45~65
血红蛋白	162	g/L	107~131
C反应蛋白	150	mg/ml	0~8

2. 血液生化(表9-2)

表9-2　血液生化检查结果

项目	检测值	单位	正常范围
谷丙转氨酶	40	U/L	0~40
谷草转氨酶	39	U/L	0~40
总胆红素	75	μmol/L	< 17.1
结合胆红素	50	μmol/L	<6.8
血淀粉酶	2 350	U/ml	40~110
尿淀粉酶	300	U/ml	100~300

【影像学检查】

CT 报告：胆囊炎，胆囊结石，胰腺炎（图 9-3）

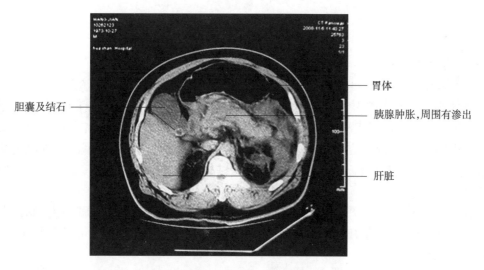

胃体

胆囊及结石

胰腺肿胀，周围有渗出

肝脏

图 9-3　CT 可见胰腺水肿，胆囊炎，胆囊结石，胰周有渗出

【临床思维过程】

1. **诊断过程**　根据杨先生临床表现及辅助检查，确诊为急性重症胰腺炎，收入 ICU 治疗。进行包括鼻胆管引流等针对重症胰腺炎的规范治疗。第 2 天早晨，杨先生精神仍非常萎靡，血压维持在 100/60mmHg 左右，监护记录显示夜间 12h 尿量为 100ml。

2. **治疗过程**　ICU 医生给杨先生急查肾功能（表 9-3）。

表 9-3　肾功能检查结果

项目	检测值	单位	正常范围
肌酐	324	μmol/L	< 110
尿素氮	43.5	mmol/L	<6.4

ICU 医生考虑杨先生存在急性肾衰竭，立即请肾病科医生会诊。肾病科医生结合病情，建议做血液透析治疗。此时护士紧急报告杨先生氧饱和度突然降至 78%，出现呼吸困难，结合休克和肾功能不全，医生认为杨先生目前存在多脏器功能衰竭。医生再次和杨先生家属交代目前病情危重，即使全力救治，患者死亡的可能性依然很大。积极抢救的有关费用会很高，可能人财两空。杨先生妻子表示只要存在一线希望就要全力抢救。

3. **疾病转归**　杨先生经历了气管切开、床旁血液透析等积极治疗，1 周后其呼吸功能逐渐恢复了正常，最终脱离了呼吸机。随后又经历了腹腔内脓肿等重症感染的过程。经过了 3 个月的血液透析、抗感染等治疗后，杨先生基本康复，准备出院。医生嘱杨先生病情康复后择期进行胆囊结石手术治疗，以预防急性胰腺炎的复发。

【防治原则】

1. **预防**　饮食少油腻，少饮酒，避免暴饮暴食；及早规范治疗胆道系统疾病；控制血糖、血脂等。

2. 治疗

（1）急性胰腺炎的临床治疗原则取决于病情的严重程度,一般轻、中度急性胰腺炎治疗原则主要是对症治疗,如禁食、抑酸、抑制酶、抗感染和减轻疼痛,必要时可以使用质子泵抑制剂来抑制胃酸分泌,使用生长抑素抑制胰酶。

（2）重症胰腺炎病情危险,病死率高。除了治疗急性胰腺炎外,还需要治疗并发症以及进行器官功能支持,往往需要进入重症监护室（ICU）治疗,必要时采取机械通气和床旁透析。

（3）营养支持:禁食期主要依赖完全肠外营养,肠功能恢复后可早期给予肠内营养。

（4）手术治疗:具有手术适应证患者可进行外科手术。

二、案例分析纲要

1. 如何理解患者体格检查中的压痛、反跳痛、肌紧张以及移动性浊音（+）?

提示:可重点从急性胰腺炎引起的腹膜刺激征以及腹水产生进行讨论分析。

2. 急性胰腺炎的常见诱发因素有哪些,杨先生病史对疾病的诊断有何提示?

3. 患者产生休克的原因有哪些可能? 休克的后果会有哪些?

提示:可重点从急性胰腺炎造成低血容量性休克的机制进行讨论分析。

4. 淀粉酶的升高说明了什么?

5. 急性胰腺炎引起少尿的可能原因是什么?

6. 什么是全身炎症反应综合征?

7. 患者呼吸困难、氧饱和度降低的机制是什么?

提示:可重点从急性胰腺炎引起肺部损伤,导致成人呼吸窘迫综合征的机制进行讨论分析。

8. 试画出患者发生急性胰腺炎并进展为多器官功能障碍综合征的思维导图。

9. 重症急性胰腺炎病情危险,进展快,病死率高。面对这种情况,尝试以小组为单位分别扮演医生和患者家属模拟体会医患有效沟通的技巧和方式。

（王新红　钱睿哲）

第十章

缺　氧

案例一　冬日危机

一、案例介绍

【病史摘要】

患者,男,65岁。因"昏迷半小时"代主诉由120急救人员急送入院,脉氧仪测得SO_2为95%。患者家属口述:因冬日寒冷,独自在家用煤炉取暖,家人回家后发现患者昏迷不醒,呼之不应。患者有"高血压"15年,日常口服降压药治疗,血压控制在135/85mmHg左右,"心脏病"4年。否认糖尿病病史。吸烟30年,每天20支。饮酒30年,每天150ml。

【体格检查】

门诊检查:T 36.5℃,R 22次/min,P 115次/min,BP 150/85mmHg。神志不清,口唇颜色呈樱桃红。双肺呼吸音清,未闻及干湿啰音。心音低钝,律齐,各瓣膜听诊区未闻及病理性杂音。腹软,无压痛及反跳痛,肠鸣音存在。双下肢无水肿。

【实验室检查】

1. 门诊血常规(表10-1)

表10-1　血常规检查结果

项目	检测值	单位	正常范围
白细胞数目	6.3	$\times 10^9$/L	3.5~9.5
中性粒细胞数目	4.03	$\times 10^9$/L	1.8~6.3
中性粒细胞占比	64	%	40~75
红细胞数目	4.16	$\times 10^{12}$/L	3.5~5.5
血红蛋白	128	g/L	110~160
血小板数目	196	$\times 10^9$/L	125~350

2. 血气分析(表10-2)

表10-2　血气分析结果

项目	检测值	单位	正常范围
PaO_2	95	mmHg	98~100
pH	7.41		7.35~7.45
氧合血红蛋白	63	%	95~98
碳氧血红蛋白	33.1	%	0

3. 血液生化（表 10-3）

表 10-3 血液生化分析结果

项目	检测值	单位	正常范围
钾	4.1	mmol/L	3.5~5.5
钠	142	mmol/L	130~150
钙	2.34	mmol/L	2.25~2.75
肌酐	90	μmol/L	50~90
D-二聚体	0.46	mg/L	0~0.5

【临床思维过程】

1. **考虑 CO 中毒** 根据患者的病史、体格检查及实验室检查结果，考虑为 CO 中毒，建议立即吸氧处理。

患者因用煤炉取暖后出现昏迷不醒，体格检查见口唇呈樱桃红，是 CO 中毒的典型临床表现。血气分析 PaO_2 95mmHg、SO_2 95%、氧合血红蛋白 63%、碳氧血红蛋白 33.1%，也符合 CO 中毒的血氧指标变化特点。表明患者最有可能是因 CO 中毒导致的缺氧，遂立即给予患者吸氧处理。

2. **考虑心肌梗死** 给予患者吸氧等处理半小时后，患者意识逐渐转清，但患者胸痛逐渐加重，无恶心、呕吐，无大汗淋漓，无背部疼痛。结合患者既往有高血压和心脏病病史，故建议立即进行心电图及急性心肌梗死三项等检查，明确是否出现急性心肌梗死。

3. **确认心肌梗死** 为了明确诊断，行心电图及急性心肌梗死三项检查。心电图结果显示：Ⅱ、Ⅲ、aVF 导联病理性 Q 波，ST 段抬高 0.2~0.4mV，T 波高尖。急性心肌梗死三项检查如表 10-4 所示。根据患者症状、体征，结合心电图及急性心肌梗死三项检查结果，怀疑患者冠状动脉有狭窄或闭塞，建议立即急诊行冠状动脉造影+冠状动脉介入手术。

表 10-4 心肌梗死三项检查结果

项目	检测值	单位	正常范围
超敏肌钙蛋白	18.68	pg/ml	3~14
肌酸激酶同工酶	4.38	ng/ml	0.1~4.94
肌红蛋白	83.26	ng/ml	28~72

4. **行支架放入手术** 患者术中造影显示：回旋支远段弥漫性狭窄，右冠状动脉近段闭塞，0 级血流。于右冠状动脉放入支架 1 枚，手术顺利。根据病史及术中所见，可诊断为冠状动脉粥样硬化性心脏病（急性下壁 ST 段抬高型心肌梗死）。患者术后复查心电图及急性心肌梗死三项。心电图示：Ⅱ、Ⅲ、aVF 导联病理性 Q 波，ST 段抬高 0.1~0.3mV，T 波稍回落。急性心肌梗死三项示：肌酸激酶同工酶 85.89ng/ml，超敏肌钙蛋白 5 354.00pg/ml，肌红蛋白 580.20g/ml。术后患者胸痛症状较前明显改善。

5. **术后给予对症支持治疗** 术后给予抗血小板、抗凝、调脂、营养心肌、改善微循环、营养神经、改善脑功能、抗自由基等对症支持治疗。术后第 3 天，患者自觉无明显不适，复查心电图示：Ⅱ、Ⅲ、aVF 导联残存病理性 Q 波。ST 段基本回落至基线水平，T 波大致正常。准予出院。出院后嘱咐患者继续规律口服拜阿司匹林、氢氯吡格雷、阿托伐他汀钙片等药物，2 周后门诊复查,电话随访。

【防治原则】

1. **CO 中毒** 使用炭炉的房间要通风,以防 CO 中毒。一旦发现中毒,迅速脱离 CO 中毒环境,加强通风、吸氧等处理。

2. **心肌梗死** 去除病因,防治原发病和对症支持治疗。即尽快进行手术,使冠状动脉再通;控制血压,低脂饮食,避免加重心脏负担;术后坚持抗凝、调脂、营养心肌、改善微循环、营养神经、改善脑功能、抗自由基等对症支持治疗。

二、案例分析纲要

1. 患者可能出现哪些病理过程?有何依据?
2. 患者神志不清的可能原因有哪些?
3. 患者存在何种类型的缺氧?其血氧变化有何特点?
4. 患者发生缺氧的原因和机制是什么?
5. 患者出现 CO 中毒昏迷,应该与哪些疾病进行鉴别?
6. 患者突发心肌梗死与 CO 中毒有何关联?
7. CO 中毒对循环系统有什么影响?
8. 患者是否存在缺血再灌注损伤?
9. 试画出患者疾病发生、发展及临床诊治的思维导图。

案例二 危险的旅行

一、案例介绍

【病史摘要】

患者,男,19 岁。因"头昏、发热 4d,意识模糊 2d"代主诉急诊入院。患者室友口述:患者 8d 前由华东地区的家里到西藏拉萨旅游。4d 前患者前往羊湖风景区后,自觉头昏、发热伴有呼吸困难,自行服用"感冒消炎"等药物后症状无明显缓解。2d 前夜间入睡后至昨天 22 时左右一直未醒,室友发现其神志不清,呼之不应,偶有躁动,由 120 急救人员送至医院急诊科。

【体格检查】

门诊检查:T 36.9℃,R 24 次/min,P 107 次/min,BP 161/124mmHg。神志谵妄,急性病容,表情不安,口唇重度发绀。颈软,无抵抗。呼吸急促,双肺呼吸音粗糙,可闻及满肺湿性啰音。心音正常,律齐,各瓣膜听诊区未闻及病理性杂音。腹软,无压痛及反跳痛,肠鸣音存在。双下肢无水肿。生理反射存在,病理反射未引出。

【辅助检查】

1. **门诊血常规及 C 反应蛋白**(表 10-5)

表 10-5 血常规及 C 反应蛋白检查结果

项目	检测值	单位	正常范围
白细胞数目	11.0	$\times 10^9/L$	3.5~9.5
中性粒细胞数目	9.9	$\times 10^9/L$	1.8~6.3

续表

项目	检测值	单位	正常范围
中性粒细胞占比	90	%	40~75
C反应蛋白	57.1	mg/L	0~8

2. **血氧饱和度** SO₂ 67%(吸氧前)。

3. **胸部X线片** 两肺中下叶弥漫性分布不规则融合的模糊阴影(图10-1)。

【临床思维过程】

1. **考虑"高原肺水肿"** 根据患者的病史、体格检查及辅助检查结果,考虑为"高原肺水肿",建议立即给予吸氧、降低肺动脉压、抗炎和利尿等处理。

患者因急进高原后出现头昏、发热伴有呼吸困难,自行服用"感冒消炎"等药物后症状无明显缓解。从患者病史可知其存在导致高原肺水肿发生的病因和条件;再结合患者的体征(口唇重度发绀,呼吸急促,双肺呼吸音粗糙,可闻及满肺湿性啰音等),以及胸部X线片表现,提示患者可诊断为高原肺水肿。立即给予吸氧、降低肺动脉压、抗炎和利尿等处理。

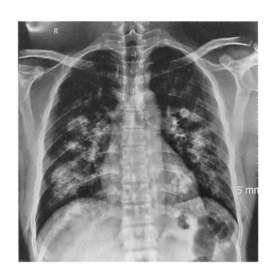

图10-1 患者胸片

2. **考虑合并高原脑水肿** 患者除高原肺水肿的表现之外,还存在神经精神症状,考虑合并高原脑水肿。建议采取诊断性高原脑水肿治疗。

患者在发病过程中,除有高原肺水肿的表现外,还存在神志不清,呼之不应,偶有躁动等神经症状;体格检查也发现患者神志谵妄,急性病容,表情不安,推测患者可能同时合并高原脑水肿。建议在利尿基础上,进行诊断性的甘露醇脱水治疗。

3. **合并感染** 血常规结果提示患者合并感染,建议进行抗感染治疗。

患者血常规检查发现白细胞计数、中性粒细胞百分数、C反应蛋白(C-reactive protein,CRP)均升高,结合患者的肺部表现,提示患者可能同时合并肺部感染。故在给予吸氧、降低肺动脉压、脱水、利尿等处理的同时,建议给予广谱抗生素进行抗感染治疗。

4. **对症支持治疗** 12h后患者清醒,病情好转,并给予对症支持治疗。

经过上述处理12h后,患者清醒,查体配合,对答切题。吸氧下血氧饱和度90%(吸氧),口唇轻度发绀,无咳嗽、咳痰,无心慌、胸闷等不适。肺部听诊,双肺湿性啰音逐渐消失;表明治疗有效。继续吸氧、降低肺动脉压、脱水、抗炎、利尿、抗感染等治疗,并预防性进行抗凝血和补钾等治疗。复查胸部X线片,提示肺水肿吸收期改变;血常规提示白细胞数量及比例、CRP较入院时下降。7d后患者要求回家,准予出院。出院后嘱咐患者避免劳累及前往更高海拔地区,电话随访。

【防治原则】

病因治疗,高原缺氧是高原病发生的病因,因此,改善缺氧是根本性治疗。同时,应给予降低肺动脉压、脱水、利尿、抗炎和抗感染等治疗。

二、案例分析纲要

1. 什么是发绀,发绀与缺氧的关系是什么?
2. 患者存在何种类型的缺氧? 其血氧变化有何特点?
3. 患者发生缺氧的原因和机制是什么?
4. 高原肺水肿的发生机制是什么?
5. 为什么要进行抗凝血和补钾治疗?
6. 患者应该如何吸氧? 应注意什么?
7. 患者是否可能存在感染引起的肺炎?
8. 试画出患者疾病发生、发展及临床诊治的思维导图。

(陈德伟 高钰琪)

第十一章

缺血-再灌注损伤

案例　移植风波

一、案例介绍

【病史摘要】

王先生,46岁。4年前无明显诱因出现畏寒、食欲缺乏,无发热,无腹泻,无尿频、尿急、尿痛,无其他自诉症状。于当地医院检查,血压160/100mmHg,血清肌酐1 209μmol/L,诊断为"尿毒症"。未行肾脏穿刺活检。在当地医院行"右侧颈部中心静脉置管术、右手腕部动静脉造瘘术",开始规律进行血液透析治疗,每周2~3次。自透析起,患者尿量逐渐减少,现无尿。特来我院做同种异体肾移植术。门诊以"慢性肾衰竭(尿毒症期)"收入院。患者近3个月来,精神、食欲、体力、体重无明显变化,大便正常,无尿。高血压病史4年余,现药物控制血压在130/90mmHg左右;乙型病毒性肝炎病史20余年;否认其他特殊病史。

【术前检查】

患者在登记进入中国人体器官分配与共享计算机系统之前,已完成了肾移植术前常规体格检查和辅助检查,并每半年复诊、复检,未发现明显手术禁忌证。本次入院专科体检:T 36.6℃,R 20次/min,P 82次/min,BP 140/85mmHg。双肺呼吸音正常。心音正常,律齐,各瓣膜听诊区未闻及病理性杂音。腹部未见手术瘢痕,腹平软,无压痛、反跳痛,肝脾肋下未扪及,肝肾区无叩痛。双下肢无水肿。术前辅助检查:凝血功能正常,心电图正常,胸部CT未见明显异常。

【临床思维过程】

1. **诊断过程**　根据患者病史、体格检查及实验室检查结果,考虑为"慢性肾衰竭(尿毒症期)",建议完善相关术前检查,登记进入中国人体器官分配与共享计算机等待系统,择期进行同种异体肾移植术。在有合适的肾源后,急诊入院,于当晚全麻下行"同种异体肾移植术":供肾为右肾(供肾为华中科技大学同济医学院附属同济医院通过中国人体器官分配与共享计算机系统进行器官匹配后所分配的1个右肾),供肾肾动脉单支与受者右侧髂内动脉端端吻合,供肾肾静脉单支与受者右侧髂外静脉端侧吻合,开放动静脉血流,见移植肾充盈良好,颜色红润、张力好,可见少量清亮尿液从移植肾输尿管排出。行移植肾输尿管与受者膀胱吻合。手术过程顺利,患者麻醉清醒后,安返病房。移植肾热缺血时间为5min,冷缺血时间为20h28min。

2. **拟定治疗方案**　为了避免移植排斥反应,施行免疫抑制方案。诱导方案为兔抗人胸腺细胞免疫球蛋白联合甲泼尼龙。维持方案为术后第3天开始口服他克莫司、吗替麦考酚酯和泼尼松龙片。

3. **调整治疗方案** 术后第 1 天，24h 尿量为 200ml，复查血钾 6.9mmol/L，血清肌酐 909.9μmol/L（术前 828.5μmol/L），床边移植肾脏 B 超提示：移植肾血流丰富，阻力指数高（RI 1.0 左右）。考虑移植肾处于移植肾功能延迟恢复状态（delayed graft function，DGF），遂开始规律血液透析治疗，每周 3 次。

4. **术后病理表现** 术后第 18 天，行 B 超引导下移植肾穿刺活检，病理提示：移植肾组织间质内未见淋巴细胞浸润等急性 T 细胞介导性排斥反应组织病理学特征；少许肾小管管腔内可见坏死脱落的上皮细胞管型，部分肾小管上皮细胞再生修复。

5. **术后恢复过程** 术后第 25 天，患者出现自主排尿，24h 尿量约为 500ml，给予适当利尿治疗。术后第 26 天，24h 尿量约为 1 000ml，停止规律血液透析治疗。患者移植的肾脏功能逐渐恢复，每天尿量波动在 2 000~3 500ml，血清肌酐值逐渐降至 150μmol/L 左右。术后第 36 天，患者出院。出院时，血清肌酐为 95μmol/L。

【防治原则】

1. **移植肾功能延迟恢复** 摘取供肾时应注意保持适当的灌注压、灌注量和灌注时间。治疗包括透析、预防感染及支持治疗。

2. **急性肾小管坏死** 去除病因，防治原发病和对症治疗。

二、案例分析纲要

1. 患者可能出现哪些病理过程？有何依据？
2. 患者肾移植后血钾和血肌酐升高的原因是什么？
3. 什么是移植物功能延迟恢复，其可能的机制是什么？
4. 患者为什么会发生急性肾小管坏死？
5. 患者为何要进行透析治疗？
6. 试画出患者疾病发生、发展及临床诊治的思维导图。

（陈　松　陈　刚　于艳秋）

第十二章

凝血与抗凝血失衡

案例一 鼻血的困扰

一、案例介绍

【病史摘要】

刘先生,24岁。因"反复流鼻血1周伴发热2d"主诉入院。1周前,无明显诱因出现双侧鼻腔反复交替流血,棉球填塞亦不能很快止血。同时洗澡时发现双下肢皮肤多处瘀点、瘀斑,刷牙时牙龈渗血。小刘自诉近来时常感觉乏力、头晕。2d前,因外出受凉,出现发热,体温最高39.4℃,伴咳嗽、咳痰、畏寒、咽痛,且活动后气促明显。既往体健,干油漆工作5年。否认慢性病史,否认特殊药物服用史和药物过敏史。

【体格检查】

T 39.3℃,R 22次/min,P 112次/min,BP 100/70mmHg。神志清,贫血貌,颌下可及肿大淋巴结,直径约1cm,轻度压痛,活动可。下肢皮肤可见瘀点、瘀斑,口腔黏膜及舌尖血疱。咽红,扁桃体Ⅰ度肿大,无明显渗出。胸骨压痛阳性,两肺可及少量湿啰音。心律齐,各瓣膜听诊区未闻及病理性杂音。腹软,肝肋下未触及明显肿大,脾肋下1.5cm。

【辅助检查】

1. 血常规(表12-1)

表12-1 血常规检查结果

项目	检测值	单位	正常范围
白细胞(WBC)	2.5	$\times 10^9$/L	4~10
血红蛋白(Hb)	78	g/L	120~160
血小板(PLT)	5	$\times 10^9$/L	100~300
平均红细胞体积(MCV)	92	fl	80~94
网织红细胞计数(RET)	0.4	%	0.5~1

2. **外周血涂片(血细胞分类)** 中性粒细胞22%,淋巴细胞5%,异常早幼粒细胞73%。

3. **出凝血指标**(表12-2)

表12-2 出凝血指标检查结果

项目	检测值	单位	正常范围
凝血酶原时间(PT)	18.4	s	11~15

续表

项目	检测值	单位	正常范围
活化部分凝血活酶时间（APTT）	65.3	s	25~37
纤维蛋白原（Fbg）	0.7	g/L	2~4
纤维蛋白降解产物（FDPs）	235	mg/L	1~5
D-二聚体	35	mg/L	< 0.5
抗凝血酶Ⅲ（ATⅢ）活性	50.2	%	75~125

4. **肝肾功能** 正常。

5. **腹部 B 超** 脾大,肋下 2cm,肝、胆、胰、肾未见明显异常。

6. **肺部 CT 平扫** 两肺下叶斑片状渗出。

根据患者病情,医生初步考虑为"急性白血病可能、弥散性血管内凝血（DIC）,肺部感染可能",立即给予患者全反式维 A 酸（all-trans retinoic acid,ATRA）口服,并收入院。入院后继续完善下述各项检测指标。

7. **骨髓涂片** 骨髓增生明显活跃,巨核细胞可见,粒系 9%,红系 2%,可见 89% 异常早幼粒细胞。此类细胞大小不一,胞核不规则,染色质粗细不等,胞质内含有大量密集紫红色嗜天青颗粒,并可见蓝色无颗粒之外浆呈伪足状突出,Auer 小体易见。考虑急性早幼粒细胞白血病（acute promyelocytic leukemia,APL）。

8. **免疫分型** CD45 阴性的细胞占 82%,表达 CD34$^-$HLA-DR$^-$CD33$^+$CD117$^+$CD13$^+$。

9. **染色体** 通过荧光原位杂交技术（fluorescence in situ hybridization,FISH）检测发现存在 t（15;17）（q22;q21）（图 12-1）。

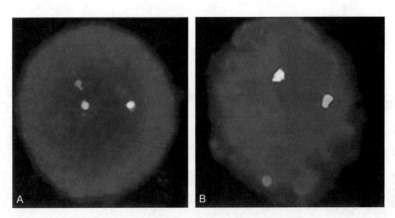

图 12-1 刘先生治疗前的 FISH 检查结果
A. 阳性对照;B. 患者的FISH结果。黄色区域提示存在15,17号染色体易位

10. **基因筛选和突变检测** PML-RARα 阳性。

11. **骨髓病理** 骨髓增生活跃,造血组织 80%,脂肪组织 20%,原始幼稚细胞弥漫分布,红系巨核系受抑。原始幼稚细胞表达 MPO$^+$、CD33$^+$、CD117$^+$,符合急性髓系白血病。

【临床思维过程】

1. **诊断思路** 根据患者的病史、体格检查和辅助检查结果,初步考虑为"急性白血病",建

议做骨髓穿刺。根据病史及体格检查结果,患者主要有两方面的异常表现:

（1）在未有外伤情况下出现多部位的皮肤、黏膜出血(鼻血、下肢皮肤和牙龈),提示这种出血可能不是某个部位或脏器的局部问题,而有可能是全身性因素导致。引起出血的因素需从血管因素、血小板因素、凝血因素,后者包括凝血因子缺乏或活性降低、病理性抗凝物质增多、纤溶亢进等方面考虑。患者既往无出血史,考虑后天获得性可能性较大。患者否认有慢性病史,否认特殊药物服用史和药物过敏史。体检发现有贫血貌、皮肤黏膜出血、淋巴结肿大、脾大、胸骨后压痛,这些提示患者是否可能是血液系统疾病。随后,血常规检查发现 WBC、PLT、Hb 均低于正常范围,外周血涂片发现异常早幼粒细胞 73%,综合上述信息,要高度怀疑急性早幼粒细胞白血病（APL）的可能性。需进一步做骨髓检查来明确诊断。APL 常有出凝血功能的异常,需进一步检测出凝血功能。

（2）患者因受凉后出现发热,伴畏寒、咽痛、咳嗽、咳痰,且活动后气促,体检发现肺部听诊有湿啰音,需进一步做肺部 CT。

2. **综合分析和明确诊断** 根据患者的临床表现,MICM(骨髓形态学、免疫分型、染色体及基因)分型、实验室和影像学等检查结果,确诊为 "APL、DIC,肺部感染"。

患者临床以皮肤黏膜出血为突出表现,全血细胞减少,外周血和骨髓涂片均发现异常早幼粒细胞,骨髓涂片中异常早幼粒细胞 89%,细胞内含有大量嗜天青颗粒,Auer 小体易见。流式细胞仪检测示 HLA-DR⁻,染色体 t（15;17）易位,PML-RARα 融合基因（+）,明确诊断为 APL。

根据中国 DIC 积分系统（CDSS,表 12-3）,刘先生的 DIC 积分为 8 分,符合 DIC 诊断。

患者因受凉后出现发热,伴有畏寒、咽痛、咳嗽咳痰,且活动后气促,体检发现肺部听诊有湿啰音,肺部 CT 平扫示两肺下叶斑片状渗出。提示患者存在肺部感染。

表 12-3 中国弥散性血管内凝血诊断积分系统（CDSS）（2014）

积分项	分数
存在导致 DIC 的原发病	2
临床表现	
不能用原发病解释的严重或多发出血倾向	1
不能用原发病解释的微循环障碍或休克	1
广泛性皮肤、黏膜栓塞、灶性缺血性坏死,脱落及溃疡形成,不明原因的肺、肾、脑等脏器功能衰竭	1
实验室指标	
血小板计数	
非恶性血液病	
≥100 × 10⁹/L	0
（80~100）× 10⁹/L	1
<80 × 10⁹/L	2
24h 内下降≥50%	1
恶性血液病	
<50 × 10⁹/L	1

积分项	分数
24h 内下降≥50%	1
D-二聚体	
<5mg/L	0
5~9mg/L	2
≥9mg/L	3
PT 及 APTT 延长	
PT 延长<3s 且 APTT 延长<10s	0
PT 延长≥3s 或 APTT 延长≥10s	1
PT 延长≥6s	2
纤维蛋白原	
≥1.0g/L	0
<1.0g/L	1

注:非恶性血液病:每日计分1次,≥7分时可诊断为DIC;恶性血液病:临床表现第一项不参与评分,每日计分1次,≥6分时可诊断为DIC。PT:凝血酶原时间;APTT:部分激活的凝血活酶时间。

【治疗原则】

患者治疗需针对"APL、DIC 及肺部感染"三方面。

1. 治疗原发病,患者为高危初发 APL,伴有明显出血,病情危重,必须立即开始治疗。针对初发 APL 的诱导治疗,中低危患者推荐 ATRA 联合三氧化二砷(ATO),高危患者推荐 ATRA 联合化疗,或 ATRA+ATO+化疗。此处需要注意,在临床症状和血液学涂片形态怀疑是 APL 时应及时给予 ATRA,不必等骨髓涂片及细胞遗传学和分子学的结果。

2. 抗感染:针对肺部感染,需用敏感广谱抗生素治疗。

3. 积极治疗 DIC:输单采血小板悬液降低出血风险,输新鲜血浆补充凝血因子和抗凝物质,补充纤维蛋白原等综合治疗。

4. 密切监测病情变化,加强支持对症治疗:吸氧,纠正电解质紊乱等。

二、案例分析纲要

1. 患者为职业油漆工 5 年,近来出现多部位的出血提示什么? 如何理解患者出现的发热、咳嗽、咳痰、畏寒、咽痛等呼吸道症状?

2. 何谓 DIC,案例中提供的出凝血检查指标的变化分别提示什么,与 DIC 的发生是否存在关联?

3. 该患者确诊 DIC 的诊断依据包括哪些?

(提示:可重点从引起 DIC 的基础疾病、临床表现、实验室检查结果,以及 CDSS 计算患者的 DIC 积分讨论。)

4. 哪些症状和体征支持急性早幼粒细胞白血病(APL)的诊断,APL 为何容易引起 DIC?

5. 为明确诊断,如何与患者及家属沟通说明"骨髓检查的必要性和重要性"。尝试分别扮演医生和患者家属模拟体会医患沟通的技巧和方式。

6. 根据症状、体征及实验室辅助检查等,综合分析尝试做出诊断的思维分析导图,并给予相应的治疗原则。

案例二 肺部阴影与血小板减少

一、案例介绍

【病史摘要】

患者,女,57 岁。因"肺部占位原因待查、血小板减少 2 个月"主诉入院。患者自诉半年前出现左上肢弯曲处肿胀,当地医院检查考虑上肢静脉血栓,口服利伐沙班片抗凝治疗 3 周后减量(20mg,每天 1 次)。胸部 CT 显示右肺下叶光滑实性结节 13mm×16mm,建议随访。3 个月前出现下肢肿胀,考虑下肢静脉血栓,在外院进行溶栓治疗(具体不详)。2 个月前出现鼻出血,当地医院查血小板降低(25×10⁹/L)、D-二聚体升高,同时胸部 CT 显示肺部阴影较前增大,利伐沙班减量(10mg,每天 1 次),服用数日后自行停药。近日出现活动后胸闷、气促,伴全身乏力。于外院查血小板 8×10⁹/L,白细胞和血红蛋白正常。给予丙种球蛋白+甲泼尼龙琥珀酸钠治疗,为进一步明确诊治,收治入院。

【体格检查】

T 36.5℃,R 21 次/min,P 79 次/min,BP 127/66mmHg。神志清,皮肤巩膜无黄染,右锁骨上扪及一肿大淋巴结,1.5cm×1.5cm,质中,无压痛。双肺呼吸音粗,未闻及明显干湿啰音。心律齐,未闻及明显杂音及心包摩擦音。腹软,无压痛、反跳痛,肝脾肋下未及。双下肢无水肿。病理反射未引出。

【实验室检查】

1. **血常规**(表 12-4)

表 12-4 血常规检查结果

项目	检测值	单位	正常范围
白细胞(WBC)	14.34	×10⁹/L	4~10
血红蛋白(Hb)	78	g/L	120~160
血小板(PLT)	4	×10⁹/L	100~300
C 反应蛋白	83	mg/L	0~10

注: 中性粒细胞比例84.8%↑,淋巴细胞比例9.2%↓,单核细胞5.2%。

2. **出凝血指标**(表 12-5)

表 12-5 出凝血指标检查结果

项目	检测值	单位	正常范围
凝血酶原时间(PT)	15.3	s	11~15
活化部分凝血活酶时间(APTT)	35.8	s	25~37
凝血酶时间(TT)	24.9	s	14~21

续表

项目	检测值	单位	正常范围
纤维蛋白原（Fbg）	0.8	g/L	2~4
纤维蛋白降解产物（FDPs）	158.8	mg/L	1~5
D-二聚体	53.08	mg/L	<0.5
血浆纤溶酶原	54	%	57.8~113.4

3. 肿瘤相关指标（表 12-6）

表 12-6　肿瘤相关指标检查结果

项目	检测值	单位	正常范围
癌胚抗原	31.71	ng/ml	<5.0
神经元特异性烯醇化酶	77.11	ng/ml	<17
鳞状细胞癌相关抗原	7.60	ng/ml	<1.5
糖类抗原	125	ng/ml	≤23

4. 锁骨上淋巴结细针穿刺涂片　见恶性肿瘤细胞、少量淋巴细胞，倾向癌转移。

5. 痰脱落细胞　见异型细胞，腺癌。基因检测显示：EGFR-19del。

6. 骨髓涂片　骨髓增生活跃。粒红二系增生活跃，红系伴缺铁和铁利用障碍；巨核系增生明显活跃，伴成熟障碍，颗粒型巨核细胞 90%，产板型巨核细胞 10%，血小板少见。

7. 外周血涂片　红细胞大小不一，部分细胞中央淡染区扩大，可见破碎红细胞（+++）。

8. 铁代谢及肝功能（表 12-7）

表 12-7　铁代谢及肝功能相关指标检查

项目	检测值	单位	正常范围
铁蛋白	329.5	ng/ml	11~306.8
血清铁	15.4	μmol/L	9~27
铁饱和度	35.4	%	20~50
总铁结合力	43.5	μmol/L	45.6~80.6
谷丙转氨酶	25	IU/L	10~64
谷草转氨酶	26	IU/L	8~40
总胆红素	33.8	μmol/L	4.7~24
结合胆红素	6.3	μmol/L	0~6.8

9. 其他实验室检查　抗核抗体（+）；ANA 主要核型：纺锤体型=1:80；抗血小板自身抗体：抗 GPIb 抗体阳性。

【超声检查】

1. 下肢血管 B 超　左侧胫后静脉透声差，部分管腔接近闭塞，双侧足背动脉流速减低，双侧下肢深、浅静脉血栓形成。

2. 颈部、锁骨上、腋下、腹股沟淋巴结 B 超　双侧颈部、双侧锁骨上多个肿大淋巴结显示。

3. 心脏 B 超　心包中量积液。

【影像学检查】

1. **PET-CT**　右肺下叶软组织占位,代谢增高,恶性病变可能;纵隔、双肺门、锁骨区多发淋巴结显示、代谢增高,转移性病变可能。T_9 椎体椎弓根及左侧髋臼局部代谢增高灶,骨质密度稍微增高,转移性病变。右肺上叶胸膜下小结节代谢增高。全身中轴骨及双侧股骨近端髓腔代谢弥漫性增高,请结合临床。

2. **肺动脉薄层 CTA 增强**　两肺各叶肺段肺动脉多发栓塞;两肺多发结节,优势结节位于右肺门,较大,约 15.6mm × 26.2mm,可见肺动脉受侵,右肺中上叶远端肺组织阻塞性炎症可能。两肺多发斑片影;纵隔及右肺门淋巴结肿大,心包大量积液。

【临床思维过程】

1. **诊断检查思路**　根据入院时对患者的病史进行分析,以"肺部占位原因待查、血小板减少"收入院,进一步完善相关检查,以明确诊断。

根据病史,患者目前主要表现:①反复发生多部位静脉血栓;②血小板减少;③肺部占位;④右锁骨上淋巴结肿大。因此入院后完善检查主要围绕这些方面进行。

胸部 CT 显示患者右肺结节较前增大,且出现胸闷、气促症状,右锁骨上扪及肿大淋巴结提示可能存在肺部的恶性病变。入院后需进一步完善肺动脉薄层 CTA 增强、PET-CT、痰脱落细胞检查,肿瘤指标检测。锁骨上淋巴结穿刺等明确肺部病变的性质,必要时肺部病灶行穿刺病理检查。

血小板数量减少的可能原因,包括生成减少,或者破坏/消耗过多,血小板分布异常等。患者需进一步进行骨髓检查来明确血小板减少的原因。反复血栓形成,要进一步检查,包括影像学检查以明确血栓部位和程度,出凝血相关检查等以明确可能引起血栓的原因。

2. **综合分析和明确诊断**　根据多项检查结果,患者诊断为"DIC(实体肿瘤相关),多发性肺栓塞,肺恶性肿瘤(腺癌,cT1N3M1c,Ⅳb 期,淋巴结、骨、心包转移、EGFR-19del)"。

根据痰脱落细胞检查的病理结果,锁骨上肿大淋巴结穿刺病理结果,肺动脉薄层 CTA 增强及 PET-CT 等检查结果,明确诊断为"肺恶性肿瘤(腺癌,cT1N3M1c,Ⅳb 期,淋巴结、骨、心包转移、EGFR-19del)";肺动脉 CTA 增强和下肢血管 B 超提示"多发肺栓塞;双侧下肢深、浅静脉血栓形成"。骨髓穿刺结果提示"红系伴缺铁和铁利用障碍,巨核系增生明显活跃,伴成熟障碍,血小板少见"。骨髓检查结果排除了急性白血病可能。根据中国 DIC 诊断积分系统(见表 12-3),患者的 CDSS 积分为 8 分,可确诊为 DIC。

【防治原则】

1. 积极治疗原发病,给予肺癌靶向药,如甲磺酸奥希替尼片(泰瑞沙),甲磺酸奥希替尼片是第三代 EFGR 酪氨酸激酶抑制剂,可用于具有表皮生长因子受体(EGFR)外显子 19 缺失或外显子 21(L858R)置换突变的局部晚期或转移性非小细胞肺癌(NSCLC)成人患者的一线治疗。

2. 纠正 DIC,恢复凝血与抗凝血平衡:用低分子量肝素(如依诺肝素钠)抗凝,补充单采血小板、新鲜冰冻血浆、人纤维蛋白原等,并在合适阶段(存在继发性纤溶亢进时)给予抗纤溶药物如氨甲环酸。

3. 促进血小板生成,减少破坏:给予甲泼尼龙琥珀酸钠、丙种球蛋白、血小板生成素

（TPO）等。

  4. 加强支持对症治疗，如吸氧等。

  5. 密切监测病情变化：如血常规、DIC 指标、BNP、电解质、肝肾功能等。关注 DIC 的动态变化并防治多器官功能障碍的发生。

二、案例分析纲要

  1. 患者出现血小板减少的可能原因有哪些？

  提示：当考虑由 DIC 引起时，需关注微血栓形成、血小板消耗增多，以及肺癌浸润骨髓导致血小板生成减少，或肿瘤引起免疫紊乱导致血小板破坏过多等因素。

  2. 何谓 D- 二聚体，D- 二聚体增高提示什么？动态检测 D- 二聚体有何意义？

  3. 引起 DIC 发生的基础疾病有哪些？该患者引起 DIC 的可能机制是什么？

  4. 该患者发生贫血的主要原因和机制是什么？

  5. 临床上根据 DIC 发生的快慢程度可以分为哪几种类型？该患者属于哪一种？

  6. 对于骨髓穿刺的必要性，如何与患者及家属进行有效沟通？

  7. 试绘制患者疾病发生、发展及临床诊治的思维导图。

案例三　生死时速

一、案例介绍

【病史摘要】

  患者，女，29 岁。因 "妊娠 39$^+$ 周，伴下腹痛待产 3h" 主诉入院。孕妇于妊娠 8 个月做产前检查时，诊断为 "轻度妊娠高血压综合征"。经产检，宫口开三横指，孕妇立即被推入产房，产程进展顺利，孕妇在用力分娩出一正常男婴后不久，产妇突然咳嗽、气急、头晕、胸闷、憋气、烦躁不安。

【体格检查】

  T 36.8℃，R 20 次 /min，P 88 次 /min，BP 150/100mmHg。神志清，皮肤无出血点，心肺无异常。在婴儿娩出后约 10min，患者突然出现面色苍白，四肢湿冷，R 28 次 /min，P 130 次 /min，BP 90/60mmHg，产道出血不止，出血量约为 1 200ml。

【辅助检查】

  1. **血常规**（表 12-8）

表 12-8　血常规检查结果

项目	检测值	单位	正常范围
白细胞（WBC）	10.1	$\times 10^9$/L	4~10
红细胞（RBC）	1.5	$\times 10^{12}$/L	3.5~5.0
血红蛋白（Hb）	50	g/L	110~150
血小板（PLT）	45	$\times 10^9$/L	100~300

注：外周血红细胞碎片 >6%（参考值 <2%）。

2. 出凝血指标（表12-9）

表12-9 出凝血指标检查结果

项目	检测值	单位	正常范围
凝血酶原时间（PT）	25	s	11~15
纤维蛋白降解产物（FDPs）	250	mg/L	1~5
凝血酶时间（TT）	21	s	16~18
纤维蛋白原（Fbg）	0.98	g/L	2~4
D-二聚体	30.2	mg/L	<0.5
3P试验	+++		-

3. **尿常规** 蛋白（+++）、RBC（+）、WBC（+）、颗粒管型（+）。

4. **床边B超** 宫内未见明显残留物。

5. **血液病理活检** 血液中含有羊水成分及胎盘组织细胞。

主管医生发现产妇阴道大出血及突发的休克症状时,推测可能发生羊水栓塞,立即报告主任医师及院领导,马上开启抢救模式,并启动绿色通道,进行全院大抢救。来自产科、麻醉科、ICU、呼吸科、心内科、输血科、检验科、护理部等科室的50多位医护人员迅速就位,紧急会诊,在征得产妇家属同意后,专家组决定就在产床上为产妇紧急手术,实施抢救! 即刻开通静脉通道、输血补液,给予吸氧等。经积极抢救,产妇的产道内出血停止,共输血达4 600ml,几乎将全身的血液换了一遍,终于将患者从死神身边拉了回来。经过近6h的抢救,产妇的生命体征趋于平稳,凝血功能等指标渐渐恢复正常。

【临床思维过程】

1. **诊断思路** 根据病史及产程中患者的症状、体征等,初步考虑"羊水栓塞、休克"。

孕妇因临产、下腹疼痛收入院。产程前期进展顺利,孕妇在用力分娩、顺利产出一健康婴儿后约10min,突然出现咳嗽、气促、憋气等呼吸困难表现;并出现头晕、烦躁不安、胸闷、面色苍白、四肢湿冷等休克缺氧的临床表现。检查发现,产道大出血,出血量达1 200ml,短时间内失血量已超过机体总血量的20%,提示可能存在失血性休克。

羊水栓塞是指在分娩过程中羊水中的部分物质(胎儿毳毛、角化上皮、胎脂、胎粪等)突然进入母体血液循环引起急性肺栓塞、过敏性休克、弥散性血管内凝血、肾衰竭,甚至猝死的严重分娩期并发症。发病率为（4~6)/10万,是产科的危重急症。一旦发生,死亡率可高达80%。该孕妇在分娩出婴儿后,突然出现缺氧、休克、呼吸循环障碍等临床表现时,提示可能发生羊水栓塞。

2. **综合分析和明确诊断** 根据血液病理报告和凝血指标以及产道大出血等,确诊为"羊水栓塞、DIC和休克"。

血常规提示,红细胞和血小板明显减少,这可能与失血过度和/或血小板消耗过多(血液高凝形成血栓)有关。凝血指标检测显示,PT、TT延长,Fbg减少,D-二聚体和3P试验阳性。根据中国DIC诊断积分系统,计算此产妇的CDSS积分(见表12-3)为13分,确诊为DIC。血液病活检显示,产妇血液中有羊水成分及胎盘组织细胞,符合羊水栓塞的诊断。外周血红细胞碎片>6%,提示存在溶血性贫血,这主要与DIC时微血管中形成的纤维蛋白丝构成的网状结构造成对红细胞的机械性损伤所致。尿常规显示蛋白尿,同时尿中有红细胞、白细胞和管型,提示存在急性肾损伤或急性肾衰竭。依据患者存在出血、休克、肾衰竭、溶血性贫血等临床表现，以及相应的 DIC 评分和血液活检结果等，明确诊断为"羊水栓塞、DIC、休克"。

【治疗原则】

羊水栓塞抢救成功的关键在于早诊断、早处理。针对该患者，需进行如下处理：

1. 保持气道通畅：纠正缺氧（面罩，或插管加压给氧）。

2. 抗休克：迅速输血补液，补充血容量（此处需注意出入水量）；应用甲泼尼龙琥珀酸钠抗过敏；给予阿托品、氨茶碱等解除肺动脉高压，改善心肺功能。

3. 纠正凝血-抗凝血失衡，积极纠正 DIC，尽早使用肝素（此处需注意监测出血倾向是否有加重）。输新鲜血、纤维蛋白原、单采血小板、血浆、凝血因子（此处需注意各血液成分输注的比例）等，如果有纤溶亢进的实验室表现，可适当采用抗纤溶药物。

4. 正确处理产科问题，如果采取上述救治手段后，仍不能对产道有效止血，出现子宫收缩乏力，凝血功能差，子宫仍存在大量活动性出血，危及产妇生命时，则需考虑子宫动脉结扎或子宫切除。

5. 加强支持对症治疗：如抗感染，改善肾衰竭等。

6. 密切动态监测：包括生命体征，出入水量，血常规，肝肾功能，电解质，DIC 指标，血气分析等。

二、案例分析纲要

1. 引起 DIC 的常见诱发因素有哪些？

2. 何谓 3P 试验？ 3P 试验阳性提示什么？

3. 羊水栓塞和 DIC 的常见临床表现有哪些？

提示：羊水栓塞主要表现为产时或产后出现的低氧血症、低血压和凝血功能障碍。

4. 羊水栓塞并发 DIC 是产科危重急症，对于产程中产妇病情的突发性变化，如何有效与家属沟通？

5. 患者发生休克的可能原因和机制，以及休克发生对机体的影响。

提示：可分别从大量失血导致的失血性休克和羊水栓塞造成的过敏性休克的机制进行讨论。

6. 尿常规异常和外周血红细胞碎片百分比升高分别提示什么，试分析其机制？

7. 请绘制案例分析及临床诊治的思维导图。

（周　励　黄　莺　陈国强）

（致谢：案例一由仁济临床医学院朱坚轶提供原始资料）

第十三章

休 克

案例一 为什么人突然就没了呢

一、案例介绍

【病史摘要】

患者,男,32岁。因"车祸导致腹痛1h"入院。患者下班途中发生汽车追尾事故,交警出具事故认定书后,自诉"有腹胀感,无腹痛",随即前往医院急诊就诊。急诊留观,局部(腹部瘀青部位)冰敷、止痛处理。3h后,患者突然剧烈干呕、腹胀加重,无头痛、胸痛、气喘及呼吸困难,精神状况尚可。3h30min后出现神志淡漠、嗜睡,查血压下降至60/40mmHg,心率60次/min。再10min后出现呼吸、心搏停止,死亡。

【体格检查】

留观3h后体检:R 32次/min,P 132次/min,BP 140/90mmHg,体重156kg,身高175cm,腰围145cm。面色苍白,神志清楚,精神激动,病史表述清楚。皮肤湿冷。呼吸急促,肺部听诊无干湿性啰音。腹部皮肤有局部皮下瘀血表现,有压痛。

【实验室检查】

1. **血常规**(表13-1)

表13-1 血常规检查结果

项目	检测值	单位	正常范围
白细胞	8.9	$\times 10^9$/L	3.5~9.5
中性粒细胞	6.5	$\times 10^9$/L	1.8~6.3
淋巴细胞	1.64	$\times 10^9$/L	1.1~3.2
单核细胞	0.94	$\times 10^9$/L	0.1~0.6
嗜酸性粒细胞	0	$\times 10^9$/L	0.02~0.52
嗜碱性粒细胞	0	$\times 10^9$/L	0~0.06
中性粒细胞占比	70	%	40~75
淋巴细胞占比	20	%	20~50
单核细胞占比	5	%	3~10
嗜酸性粒细胞占比	0	%	0.4~8
嗜碱性粒细胞占比	0	%	0~1
红细胞	3.0	$\times 10^{12}$/L	3.5~5.5

续表

项目	检测值	单位	正常范围
血红蛋白	90	g/L	110~160
血细胞比容	36	%	37~54
平均红细胞体积	96.1	fl	82~100
平均红细胞血红蛋白	31.6	pg	27~34
平均红细胞血红蛋白浓度	329	g/L	316~354
血小板	262	$\times 10^9$/L	125~350
血小板压积	0.217	%	0.108~0.2

2. 出凝血指标（表 13-2）

表 13-2 出凝血指标检测结果

项目	检测值	单位	正常范围
凝血酶原时间	16.0	s	10~16
凝血酶时间	15.17	s	10~20
纤维蛋白	1.89	g/L	2~4
D-二聚体	43	mg/L	<0.5

3. 血液生化（表 13-3）

表 13-3 血液生化分析结果

项目	检测值	单位	正常范围
糖化血红蛋白	5.9	%	4.5~6.5
C 反应蛋白（CRP）	5.5	mg/L	0~6
肌酸激酶同工酶（CK-MB）	5.9	ng/ml	0~6
肌红蛋白	69	ng/ml	0~70

4. 动脉血气分析（表 13-4）

表 13-4 动脉血气分析结果

项目	检测值	单位	正常范围
pH	7.3		7.35~7.45
$PaCO_2$	35	mmHg	40~45
PO_2	100	mmHg	80~100
SO_2	95	%	95~99
Na^+	132	mmol/L	135~155
K^+	4.0	mmol/L	3.5~5.5

续表

项目	检测值	单位	正常范围
Cl⁻	100	mmol/L	95~105
BE-ecf	0	mmol/L	± 2.5~ ± 3.0
BE-b	2.1	mmol/L	± 2.5~ ± 3.0
HCO₃⁻	22	mmol/L	22~28

【心电图检查】

心电图检查显示:窦性心律,132 次/min。

【尸检报告】

1. **一般情况** 青年男性,肥胖体型。身长 175cm,体重 156kg。冻存尸体,解冻不理想。全身皮肤无黄染。五官端正,口腔、鼻腔和外耳道未见明显分泌物。气管居中。角膜混浊,瞳孔无法测量。颈静脉无明显怒张。胸廓对称。上腹部偏左侧可见面积约 20cm² 皮下瘀斑。右手背侧可见 0.5cm 新鲜皮损。

2. **胸腔检查** T 形切开皮肤及皮下组织。分离前胸软组织至双侧腋前线,皮下脂肪厚度约 8cm,暴露胸廓。双侧气胸试验(−)。沿肋骨与肋软骨交界处内侧 1cm 处切断肋间肌、肋软骨,分离胸锁关节,离断胸骨及部分肋骨,暴露胸膜腔。双侧胸膜腔内可及淡黄色冰块。左右肺位置正常,明显瘀血、水肿,呈暗红色。胸腔内可见大块脂肪组织包裹心脏。

3. **腹腔检查** 腹部高度隆起,绕脐左侧正中切开腹壁及腹膜,皮下脂肪厚 11.5cm。剪开腹膜约 2cm 开口,即有血液流出,暗红色。外排血液、凝血块并将腹膜口开大,暴露腹膜腔。大网膜明显增厚,覆盖于表面,近右侧网膜黄色,质硬,可以掀起,其下肝脏和肠管清楚。但左侧网膜有明显凝血块,网膜呈硬质块。从左侧腹腔清出大量血液和凝血块,最大凝血块约 10cm × 8cm × 4cm。胃肠位置正常,解冻 48h 后,腹腔脏器解冻不理想,进行水冲解冻。水冲前统计外排血性液体及凝血块约 1 900ml,之后在流水解冻过程中仍可以触到血性冰块和血水涌出,膀胱直肠窝、后腹壁旁、脏器间隙内均有血性液体及凝血冰块,出血量共约 3 000ml。横膈高度左侧第 4 肋间,右侧第 5 肋间。肝脏肋下可及,剑突下约 3cm,表面完整无破口。膀胱空虚。盆腔器官位置正常。

4. **其他器官** 未见阳性病变。

【临床思维过程】

1. **初步诊断** 根据患者临床表现及体格检查,初步考虑失血性休克。

患者外伤史,面色苍白,心率增加,早期血压略有升高,且血红蛋白下降。以上表现应均符合休克早期的表现。及时排查患者是否存在出血或者失血的情况,以防误诊或漏诊。

2. **确定诊断** 根据血液检查结果应排查是否存在内出血现象。

血常规提示患者血红蛋白 9.0g/L,低于正常值;血细胞比容 36%,低于正常范围;说明患者有贫血现象。结合患者病史,应关注是否有急性出血发生。动脉血气分析结果发现患者动脉血 pH 7.3,低于正常范围。说明患者有酸中毒;但是患者 $PaCO_2$ 35mmHg,低于正常范围,说明患者有呼吸性碱中毒发生。因此患者应该是有代谢性酸中毒伴呼吸性碱中毒。结合血液检查的异常,应积极寻找出血位置,以防休克的发生发展。

【防治原则】

一旦发现出血或者失血情况,应及时止血(去除病因),同时进行扩容(输血或输液)治疗。

二、案例分析纲要

1. 该患者死亡的原因可能是什么?

2. 该患者入院时血压升高的原因是什么?

3. 该患者动脉血气检查时,$PaCO_2$ 35mmHg 的原因是什么?

4. 该患者入院 3h 30min 时出现血压下降至 60/40mmHg 的原因是什么?

5. 患者从入院至死亡的整个过程中,机体发生了哪些病理过程,请给出一个疾病发生发展的示意图。

案例二　危险的孕产过程

一、案例介绍

【病史摘要】

患者,女,29 岁。以"停经 40 周,阴道流血 1h"主诉入院。

【体格检查】

T 36.5℃,P 80 次/min,R 20 次/min,BP 144/88mmHg,身高 166cm,体重 75kg。心肺未见异常。腹部膨隆,与孕周相符,未扪及宫缩。

【实验室检查】

1. **血常规**(表 13-5)

表 13-5　血常规检查结果

项目	检测值	单位	正常范围
白细胞	29.3	$\times 10^9$/L	3.5~9.5
中性粒细胞	17.9	$\times 10^9$/L	1.8~6.3
淋巴细胞	9.4	$\times 10^9$/L	1.1~3.2
单核细胞	2.05	$\times 10^9$/L	0.1~0.6
嗜酸性粒细胞	0	$\times 10^9$/L	0.02~0.52
嗜碱性粒细胞	0	$\times 10^9$/L	0~0.06
中性粒细胞占比	61	%	40~75
淋巴细胞占比	32	%	20~50
单核细胞占比	7	%	3~10
嗜酸性粒细胞占比	0	%	0.4~8
嗜碱性粒细胞占比	0	%	0~1
红细胞	1.95	$\times 10^{12}$/L	3.5~5.5
血红蛋白	85	g/L	110~160
血细胞比容	47	%	37~54

续表

项目	检测值	单位	正常范围
平均红细胞体积	96.1	fl	82~100
平均红细胞血红蛋白	31.6	pg	27~34
平均红细胞血红蛋白浓度	329	g/L	316~354
血小板	270	×10⁹/L	125~350
血小板压积	0.18	%	0.108~0.2

2. 出凝血指标（表13-6）

表13-6 出凝血指标检查结果

项目	检测值	单位	正常范围
凝血酶原时间	15.8	s	10~16
凝血酶时间	16.2	s	10~20
纤维蛋白	2.1	g/L	2~4
D-二聚体	46	mg/L	<0.5

3. 血液生化（表13-7）

表13-7 血液生化检查结果

项目	检测值	单位	正常范围
糖化血红蛋白	5.9	%	4.5~6.5
C反应蛋白（CRP）	5.8	mg/L	0~6
肌酸激酶同工酶（CK-MB）	5.9	ng/ml	0~6
肌红蛋白	69	ng/ml	0~70

【产科检查】

宫高39cm,腹围107cm,估计胎儿重4 100g,胎方位10a,胎心正常,宫口开指尖,胎膜已破。初诊:1. 宫内孕40周;2. 子痫前期（重度）。

外阴侧切术下顺产一男婴,Apgar评分8~9分,体重3 900g,胎盘胎膜完整自动娩出。产后宫缩欠佳,患者烦躁不安,宫颈、阴道壁切口缝合后仍见暗红色不凝血流出。实验室检查如表13-8中所示。

表13-8 凝血酶及凝血酶原时间

项目	检测值	单位	正常范围
凝血酶原时间	7.2	s	10~16
凝血酶时间	6.3	s	10~20

继而出现呼吸困难,全身发绀,心率加快,面色苍白,四肢厥冷,血压下降,很快出现昏迷及休克状态。迅速给予抗休克、抗过敏等治疗。但仍出血不止,血压进行性下降,至当日18时估

计患者出血已达 2 300ml。病情持续恶化,直至心搏、呼吸停止,行心肺复苏术抢救 30min 后,宣布抢救无效死亡。

【尸检报告】

1. **一般情况**　青年女性,发育正常,营养良好,身长 166cm,体重 70kg。躯干及四肢背侧可见暗红色尸斑。五官端正,眼睑无水肿。双侧角膜浑浊,瞳孔直径双侧均为 0.5cm,结膜未见明显出血点。口唇无明显发绀。气管居中,颈静脉无明显怒张。甲状腺无明显肿大。胸壁平坦,左右对称。心前区无隆起。外生殖器大阴唇略肿胀。左侧锁骨下可见一针孔,下腹耻骨联合上可见一横向手术瘢痕,长约 12cm,愈合良好。

2. **胸腔检查**　T 形切开皮肤及皮下组织。分离前胸软组织至双侧腋前线,暴露胸廓。左侧第 3~7 肋骨骨折。沿肋骨与肋软骨交界处内侧 1.0cm 处切断肋间肌、肋软骨,分离胸锁关节,离断胸骨及部分肋骨,暴露胸膜腔。双侧胸膜腔可见血性液体,约 300ml。双侧肺脏部分灰红色,部分呈淡白色,质地实,与胸膜无粘连。

3. **心包腔检查**　沿前壁 Y 形剪开心包。心脏位置正常,上附少量脂肪,表面光滑,未见粘连,心包腔内约 50ml 血性液体(图 13-1)。

4. **腹腔检查**　腹正中切开腹膜。腹膜腔内约 1 000ml 血性液体。腹腔各脏器及大网膜位置正常,各脏器之间无粘连。横膈高度左侧为第 4 肋间、右侧第 4 肋间。肝剑突下 1.5cm,肋缘下未触及。各脏器肉眼均未见异常(图 13-2)。

5. **心血管系统**　心脏重量 325g。外膜附少量脂肪组织,冠状动脉走行无变异。沿血流方向打开各心腔,心腔内可见少量不凝血。心肌暗红色,纹理尚清楚。心内膜光滑,左右心房室瓣膜、腱索、肉柱及乳头肌未见明显异常。左心室壁厚 1.2cm,右心室壁厚 0.3cm。二尖瓣周径 9cm,主动脉瓣周径 6cm,三尖瓣周径 9.5cm,肺动脉瓣周径 4.5cm。

胸、腹主动脉内膜光滑,局部血管分支处有脂肪沉积形成,未见明显水肿及血栓。

6. **呼吸系统**　喉头黏膜光滑,气管和支气管黏膜大部光滑,腔内见少许粉红色泡沫状液体。

肺:左肺两叶,重 425g;右肺三叶,重 540g。显示两肺的分叶正常,外形饱满,双肺切面部

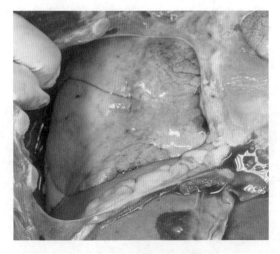

图 13-1　胸腔的血性液体

(图片由北京尸检中心,北京大学医学部病理系提供)

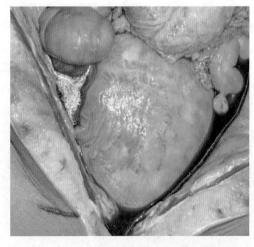

图 13-2　腹腔的血性液体

(图片由北京尸检中心,北京大学医学部病理系提供)

分呈暗红色,瘀血明显,部分呈黄白色,质地较实,无明显界限(图13-3)。

其他系统未见异常。

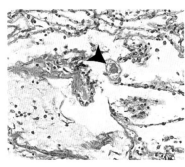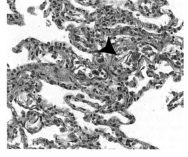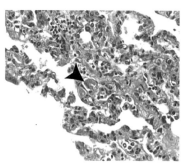

肺泡间隔毛细血管腔内胎粪小体　　　肺泡间隔毛细血管腔内角化物质聚集　　　肺泡间隔毛细血管腔内透明血栓形成

图13-3　肺泡毛细血管

(图片由北京尸检中心,北京大学医学部病理系提供)

【临床思维过程】

1. 该患者有孕产史,同时有子痫前期的表现,因此属于高危产妇。

2. 患者生产后出现伤口出血不止的现象,同时凝血时间延长,提示患者出现凝血功能障碍。

3. 患者出现全身发绀,心率加快,面色苍白,四肢厥冷,血压下降,说明患者已经进入休克状态,考虑因为出血导致血容量下降引起。

4. 抗休克、抗过敏治疗后患者仍然出现呼吸、心搏停止。因此考虑患者的致病因素(可能为羊水栓塞导致的DIC)没有去除。

5. 尸检报告发现患者体腔有大量出血,同时组织中有血栓及促凝物质出现,因此可以诊断:患者因促凝物质入血导致DIC,凝血因子消耗性降低,从而出现出血、休克和器官功能衰竭。

【防治原则】

患者出现出血、休克时,应在补充血容量、使用血管活性药物的同时,积极寻找病因,进行对因治疗。

二、案例分析纲要

1. 患者发生了什么基本病理过程,根据是什么?

2. 针对孕产妇出现出血不止的情况,应考虑什么因素导致?

3. 患者为什么抢救无效? 若此患者由你处理,你将采取什么措施?

(曾翔俊)

第十四章

心功能障碍

案例一　慢性充血性心力衰竭，缺血性心肌病

一、案例介绍

【病史摘要】

患者，男，81岁。以"间断胸痛11年，伴胸闷、气喘6年余，再发加重2周"主诉入院。患者于11年前无明显诱因出现胸痛，疼痛位于左胸，呈压榨样、持续性，伴濒死感及全身大汗，无放射痛，无晕厥、咳嗽、咯血、恶心、呕吐、腹痛等，当时急诊就诊于我院，诊断"急性心肌梗死"，行冠状动脉造影及支架植入术（患者口述未见手术报告及相关资料）。出院后规律口服阿司匹林、波立维（硫酸氢氯吡格雷片）、阿托伐他汀片及β受体阻滞剂等药物（患者自诉），一般情况良好。8年前患者再次出现胸痛，为持续心前区压迫感，再次于我院住院，再次行冠状动脉造影及支架植入术。手术记录显示：右冠状动脉粗大，近段支架通畅，中段40%狭窄；左主干未见明显狭窄，左前降支近中段狭窄80%；左回旋支未见明显狭窄；于LAD近段狭窄处植入药物涂层支架1枚。术后仍服上述药物。6年前患者开始于较重活动时出现胸闷、气喘，休息后症状渐减轻；之后间断出现双下肢水肿。加用口服利尿剂治疗，症状可缓解。4年前，患者于安静休息时也出现上述症状，平卧时明显，并间断发作夜间阵发性呼吸困难，诊断为"心力衰竭"。4年来多次于我院住院治疗。2周前患者受凉后胸闷、气喘再发加重，端坐呼吸，伴咳嗽、乏力及双下肢水肿，无发热、胸痛、恶心、呕吐等。为求进一步治疗就诊于我院，门诊以"心力衰竭"收入院。

患者此次发病以来，神志清楚，精神尚可，食欲欠佳，小便量少（长期口服利尿剂），大便黑色糊状，体力、体重下降。

有高血压病史近20年，血压最高180/100mmHg。不规律口服降压药物治疗，血压控制不佳，此次住院前停药。4年前曾患上消化道出血及缺铁性贫血，现患者仍有间断黑便（已停抗血小板药物），长期口服"力蜚能（多糖铁复合物胶囊）、叶酸片"。有慢性支气管炎病史20年。否认有糖尿病、肝炎、结核等病史。无外伤史、过敏史、家族遗传病史。吸烟30年，戒烟2年；饮酒史30年，平均每日不超过50ml。

【体格检查】

T 36.6℃，P 87次/min，R 24次/min，BP 95/60mmHg。神志清，喘息貌，半卧位；全身皮肤及巩膜无黄染，颜面部皮肤、眼睑、甲床苍白；肢端温暖。颈静脉充盈，肝颈回流征（+）。双肺底闻及湿啰音，左下肺明显。心界向两侧扩大，心率87次/min，律不齐，偶发期前收缩，心音低钝，心尖及胸骨左缘第4、5肋间可闻及3/6级收缩期杂音，P_2亢进。腹软，无压痛及反跳痛，肝肋下2~3cm。双下肢对称性凹陷性水肿。

【辅助检查】

1. 血常规（表 14-1）

表 14-1　血常规检查结果

项目	单位	入院	第一次复查	第二次复查	第三次复查
白细胞	$\times 10^9$/L	3.24	8.05	5.68	3.43
中性粒细胞占比	%	79.8	90.4	89.4	76.7
淋巴细胞占比	%	13	2.2	3.2	13.7
红细胞	$\times 10^{12}$/L	2.07	2.83	2.75	2.51
血红蛋白	g/L	52	73	73	66
血小板	$\times 10^9$/L	161	157	90	97
平均血红蛋白体积	fl	82.1	79.9	84.4	89.6
平均血红蛋白含量	pg	25.1	25.8	26.5	26.3
平均血红蛋白浓度	g/L	306	323	315	293

2. 血气分析（表 14-2）

表 14-2　血气分析结果

血气分析	单位	入院	第一次复查
pH	—	7.303	7.481
二氧化碳分压	mmHg	31.7	26.1
氧分压	mmHg	253	195
碱剩余	mmol/L	−10	−4
碳酸氢根	mmol/L	15.7	19.5
指氧饱和度	%	100	100

3. 血清标志物（表 14-3）

表 14-3　血清标志物检查结果

血清标志物	单位	入院	第一次复查	第二次复查	第三次复查
肌钙蛋白	pg/ml	55	58.2	947.4	44.3
N 端脑钠肽前体	pg/ml	15 148	12 977	2 830	

4. 血液生化（表 14-4）

表 14-4　血液生化检查结果

项目	单位	入院	第一次复查	第二次复查	第三次复查
谷丙转氨酶	U/L	6	8		
谷草转氨酶	U/L	6	31		

续表

项目	单位	入院	第一次复查	第二次复查	第三次复查
白蛋白	g/L	34.9	28.5		
总胆固醇	mmol/L	2.38	2.15		
甘油三酯	mmol/L	1.17			
高密度脂蛋白	mmol/L	0.71			
低密度脂蛋白	mmol/L	1.1			
K^+	mmol/L	6.7	5.33	5.02	4.52
Na^+	mmol/L	126.9	129.9	137.1	140.4
Cl^-	mmol/L	92.4	92.3	102.1	101.8
Ca^{2+}	mmol/L	2.21	2.33	2.17	2.05
P^{3+}	mmol/L	3.02	2.23	1.05	
Mg^{2+}	mmol/L	1.19	1.03	1.82	
尿素氮	mmol/L	63.5	49.47	18.8	22.17
肌酐	μmol/L	737	538	231	247
尿酸	μmol/L	798	612.3	217	363
碳酸氢根	mmol/L	12.5	18.4	23.3	23.1
肾小球滤过率	ml/(min·1.73m²)	5	7.4	20.5	18.9
C反应蛋白	mg/L	0.2			
红细胞沉降率	mm/h	58	56		
降钙素原	ng/ml	0.21			

5. **心电图**　入院首份心电图(图14-1):窦性心律,完全性左束支传导阻滞,肢体导联低电压,QRS波中间挫折,提示心肌丢失。入院当晚复查心电图(图14-2):窦性心律,T波高尖(排除高钾血症),完全性左束支传导阻滞,肢体导联低电压。

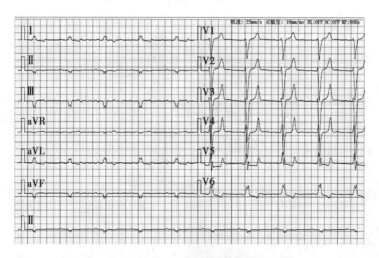

图14-1　入院首份心电图

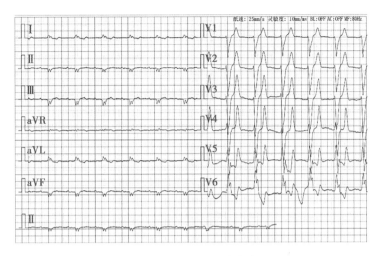

图14-2　入院当晚复查心电图

6. 心脏超声　提示全心增大并左室收缩功能降低；左室节段性室壁运动异常；二尖瓣、三尖重度关闭不全；重度肺动脉高压；右房压增高。

具体描述（图14-3）：左室舒张期内径（6.0cm），左房舒张期内径（5.8cm），右室舒张期内径（4.0cm），右房舒张期内径（5.0cm），左室射血分数38%，提示全心增大并左室收缩功能降低。左室下壁、心尖及前壁心尖段和中段室壁运动减低；主动脉瓣轻-中度关闭不全，二尖瓣、三尖瓣重度关闭不全。三尖瓣跨瓣压差60mmHg，提示重度肺动脉压力增高。升主动脉近端增宽（4.0cm）；下腔静脉增宽（2.0cm），回缩小于50%；少量心包积液。

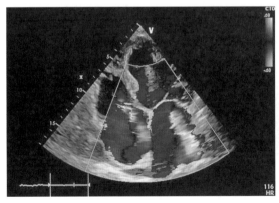
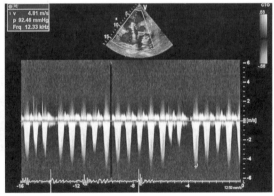

图14-3　心脏超声

7. 胸部X线片　入院第2天胸部X线片（图14-4）提示：双肺感染，以左肺为重，左侧胸腔积液；心影增大，主动脉结突出钙化。10天后复查X线片（图14-5）提示：双肺感染性病变可能，左肺改变较前片有所好转；双侧肋膈角钝；主动脉结突出钙化；心影增大。

【临床思维过程】

1. 确定诊断　高龄老年患者，合并症及并发症多，病程长，此次发病病情急而且严重，首先需要明确此次住院的主要问题即主要诊断，同时处理急性情况。患者此次主要表现为胸闷和困难，并有端坐呼吸，结合既往心脏病史、体检心界扩大和心脏杂音，以及NT-proBNP、cTnI

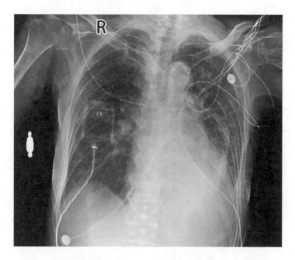
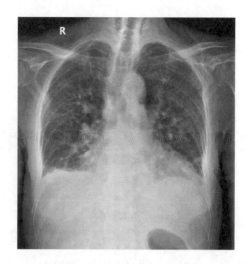

图 14-4 入院第 2 天胸片   图 14-5 入院第 10 天胸片

和心脏超声结果,考虑诊断:急性左心衰竭(全心衰竭)合并休克(心源性),为慢性心力衰竭急性发作,心功能 4 级。

2. **鉴别诊断** 心力衰竭属于疾病的病理生理诊断,要分析心力衰竭的病因,即疾病的病因诊断,以及鉴别诊断。

(1)缺血性心肌病:患者心力衰竭起病前有明确的心肌梗死及冠状动脉支架植入病史,存在心肌缺血的冠状动脉病理生理基础(冠状动脉狭窄),超声有与狭窄冠状动脉匹配的室壁运动异常,因此诊断"缺血性心肌病";同时应分析是否存在急性缺血事件诱发此次"急性左心衰竭",判断是否需要进行血运重建。

(2)贫血性心肌病:患者自 4 年前发生上消化道出血后病情明显加重,多次因心力衰竭住院,此次入院前也有"黑便"情况,体检贫血貌,血常规显示重度贫血,考虑贫血是心力衰竭加重的重要原因或诱发因素。

(3)酒精性心肌病:患者有长期饮酒史,但每日饮酒量不多,心力衰竭发病在心肌梗死之后,因此不考虑该病。

3. **其他诊断和鉴别诊断**

(1)上消化道出血:患者有消化道出血病史,此次住院前有黑便,血常规提示重度贫血;消化道出血应考虑胃溃疡和胃癌,尤其是后者。由于患者拒绝而未能进一步检查。

(2)慢性阻塞性肺疾病(参与右心衰竭)。

(3)慢性肾功能不全(此次为慢性肾衰竭急性加重,与心力衰竭急性发作致肾淤血和供血不足有关,所以治疗后显著好转;与慢性高血压及动脉粥样硬化有关)。

(4)高钾血症(急性肾衰竭所致)。

【**防治原则**】

1. 急性情况处理,缓解患者急性心力衰竭症状和入院时的高钾血症,稳定血流动力学状态。

(1)容量管理:静脉使用袢利尿剂,同时立即予以透析治疗,减低容量。

(2)处理高钾血症:透析和利尿。

(3)使用强心苷。

（4）用双正压呼吸机辅助呼吸,改善缺氧,同时帮助治疗心力衰竭。

（5）其他治疗:小剂量多巴胺帮助改善心功能和升高血压;镇静,抗生素预防细菌感染等。

经过上述治疗,心慌、气促明显改善,能平卧入睡。血压回升至 110/70mmHg,心率 74 次/min,周围循环改善,逐渐恢复饮食。肾功能改善,尿量恢复,不需要透析,Cr 值为 240μmol/L。心力衰竭标志物 NT-ProBNP 水平明显降低。

2. 心力衰竭诱发因素治疗及合并症处理

（1）控制感染。

（2）纠正贫血:输血、补充铁剂。

（3）上消化道出血处理:暂禁食、使用抑酸剂和质子泵抑制剂等。

3. 病因治疗 考虑复查冠状动脉造影及血运重建治疗。

4. 病情稳定后启动循证证据支持的心力衰竭长期药物治疗 药物剂量注意依据患者情况小剂量确定,以患者能耐受为主,同时注意检测肾功能和血钾情况。

（1）RAAS 抑制剂:ACEI/ARB/ARNI。

（2）β 受体阻滞剂:一般心率不低于 60 次/min。

（3）醛固酮受体拮抗剂(要特别注意血清钾水平)。

（4）SGLT2 抑制剂:恩格列净、达格列净或卡格列净。

（5）心脏代谢治疗:曲美他嗪。

（6）继续使用他汀类药物调脂和抗血小板药物,如阿司匹林或/和氯吡格雷治疗。

5. 心力衰竭其他治疗方法

（1）心脏再同步化治疗(CRT):心脏大,心力衰竭顽固难以纠正,且 QRS 波增宽患者可以考虑。

（2）必要时植入型心律转复除颤器(ICD):适合反复心室颤动的患者,此次患者不予考虑。

（3）左室辅助装置(LVAD):准备行心脏移植术患者的短期过渡治疗和部分严重心力衰竭患者的替代治疗。

（4）心脏移植:顽固性心力衰竭的最终治疗方法。但该患者为高龄,不予考虑。

二、案例分析纲要

1. 该患者发生心力衰竭的病理生理机制是什么? 相应治疗药物包括哪些?

2. 患者心脏超声提示重度肺动脉压力增高,从肺动脉高压分型来看患者属于哪一类? 如何确诊及治疗?

3. 患者家属询问此次是否需要进行冠状动脉造影复查,请结合患者具体情况分析,并给予患者合适的指导和建议。

4. 患者入院当晚心电图如图 14-2,请问如何考虑和处理?

5. 该患者是否有器械治疗适应证,包括 CRT/ICD? 针对患者具体情况,应如何选择和告知患者及家属? 综合患者年龄、预期寿命、治疗费用、患者本人及家属意愿等进行分析。

6. 思维导图(图 14-6)。

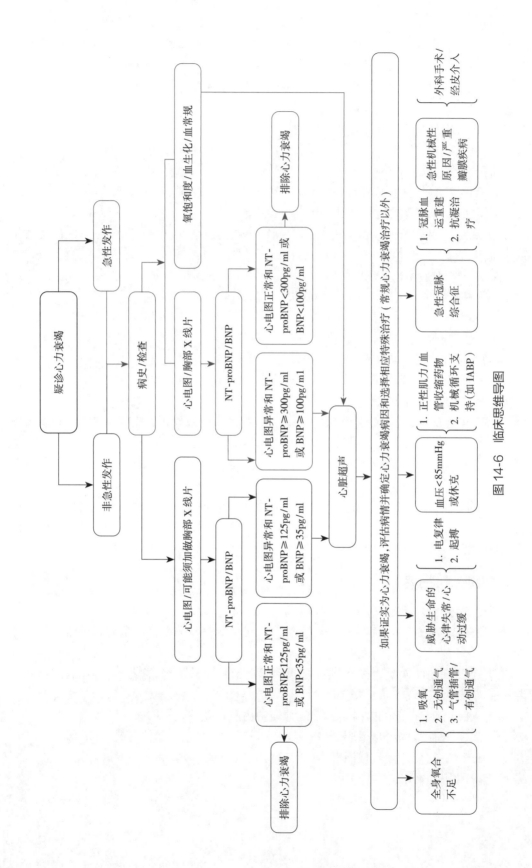

图 14-6　临床思维导图

案例二　扩张型心肌病

一、案例介绍

【病史摘要】

患者,男,26岁。因"咳嗽、咳痰半个月,加重伴胸闷、气促4d"入院。患者半个月前受凉后出现咳嗽、咳白黏痰,无畏寒、发热,无头痛、头晕,无胸闷、心悸。1周前上述症状逐渐加重,于诊所抗感染治疗1d,自觉症状稍减轻。近4d上述症状再次加重,且伴有胸闷、气短、心悸,活动耐量明显下降。遂来我院就诊,门诊以"心功能不全"收入我科。患者自患病以来,精神、饮食、睡眠欠佳,大小便量少,体力明显下降,体重无明显改变。自幼健康,未曾婚育。否认高血压、糖尿病、肾病等慢性病史。否认肝炎、结核等传染病史。否认外伤、手术、输血史。否认吸烟、饮酒史,否认食物、药物过敏史。否认家族性遗传病史,否认冠心病早发家族史,否认糖尿病、高血压家族史。

【体格检查】

T 36.6℃,P 105次/min,R 20次/min,BP 105/69mmHg。神志清,精神疲倦。全身皮肤及巩膜无黄染,浅表淋巴结无肿大。口唇无发绀,颈静脉充盈,甲状腺不大。双肺呼吸音较粗,深吸气时闻及少许湿啰音。心率105次/min,律齐;心尖搏动位于左锁骨中线第5肋间外近腋前线处,较弥散;叩诊心界向左下扩大;二尖瓣听诊区可闻及收缩期3级吹风样杂音并向腋下传导,较柔和,不伴震颤。腹平软,无压痛及反跳痛,肝脏增大于右肋下3cm,质软,无压痛,肝-颈静脉回流征阳性。脾肋下未触及。双下肢胫前轻度凹陷性水肿。神经系统查体无异常。

【辅助检查】

1. **血常规**(表14-5)

表14-5　血常规检查结果(2022-05-29)

项目	检测值	单位	正常范围
白细胞	7.45	$\times 10^9/L$	3.5~9.5
中性粒细胞	4.64	$\times 10^9/L$	1.8~6.3
中性粒细胞占比	62.3	%	40~75
淋巴细胞	2.21	$\times 10^9/L$	1.10~3.2
淋巴细胞占比	29.7	%	20.0~50.0
单核细胞	0.44	$\times 10^9/L$	0.1~0.6
单核细胞占比	5.9	%	3.0~10
嗜酸性粒细胞	0.13	$\times 10^9/L$	0.02~0.52
嗜酸性粒细胞占比	1.7	%	0.4~8.0
嗜碱性粒细胞	0.03	$\times 10^9/L$	0.00~0.10
嗜碱性粒细胞占比	0.4	%	0.0~1.0
红细胞	4.43	$\times 10^{12}/L$	3.8~5.1

续表

项目	检测值	单位	正常范围
血红蛋白	130	g/L	115~150
血小板	193	×10⁹/L	125~350

2. 血液生化（表 14-6）

表 14-6　血液生化检查结果

项目	检测值	单位	正常范围
谷丙转氨酶	46 ↑	U/L	≤33
谷草转氨酶	35	U/L	≤32
总蛋白	68.4	g/L	60~80
白蛋白	41.5	g/L	32~45
球蛋白	26.9	g/L	20~35
总胆红素	59.6 ↑	μmol/L	≤21
间接胆红素	42.7 ↑	μmol/L	≤12.9
总胆固醇	4.58	mmol/L	<5.18
甘油三酯	2.07 ↑	mmol/L	<1.7
高密度脂蛋白	0.53 ↓	mmol/L	1.04~1.55
低密度脂蛋白	3.46 ↑	mmol/L	<3.37
肌酸激酶	37	U/L	≤170
钾	4.0	mmol/L	3.5~5.1
钠	143.7	mmol/L	136~145
氯	106.2	mmol/L	99~110
肌酐	106 ↑	μmol/L	45~84
碳酸氢根	18.3 ↓	mmol/L	22~29
高敏肌钙蛋白	11.2	pg/ml	≤26.2
NT-proBNP	4 395 ↑	pg/ml	<300
超敏 C 反应蛋白	10.6 ↑	mg/L	<3
红细胞沉降率	5	mm/h	0~20
降钙素原	0.12 ↑	ng/ml	0.02~0.05
促甲状腺素	0.901	IU/mL	0.27~4.2
游离 T_3	2.59	pmol/L	3.1~6.8
游离 T_4	10.7	pmol/L	12~22

3. 其他实验室检查　乙肝五项、梅毒抗体、人免疫缺陷病毒抗体均阴性。尿、粪常规等无明显异常。

4. **入院心电图**(2022-05-29):窦性心动过速,电轴左偏,左前分支阻滞,左心室肥大、T波低平(图14-7)。

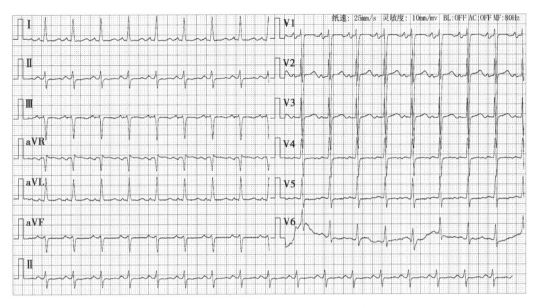

图 14-7 入院心电图(2022-05-29)

5. **超声心动图**(2022-05-30)(图14-8)

(1)左心室增大(舒张末6.9cm,收缩末6.1cm),左房增大(4.8cm×5.7cm×6.2cm),右房增大(5.3cm×6.1cm),右室增大(舒张末4.9cm)。

(2)升主动脉窦部不宽(2.5cm),近端不宽(2.7cm),主动脉瓣瓣膜未见明显异常,舒张期主动脉瓣左室侧见轻度反流信号和湍流频谱。

(3)二尖瓣前后叶逆向运动,瓣膜回声正常。收缩期左房侧见轻—中度反流信号及湍流频谱,二尖瓣流入道频谱测值E峰=124cm/s,A峰=93cm/s,E/A=1.34。

(4)室间隔和左室后壁不厚(0.9cm),二者逆向运动。左室弥漫性室壁运动降低,以心尖、前间隔、下壁室壁运动降低更为明显。

(5)左心功能明显降低:LVEF 20%,左室缩短率FS值9%。全心纵向应力(GLS)=−2.0%。

(6)三尖瓣和肺动脉瓣未见明显异常,肺动脉瓣舒张期右室侧见轻度反流信号;三尖瓣右房侧收缩期见轻—中度反流信号,PFV=365cm/s,PG=53mmHg。

(7)组织多普勒:室间隔二尖瓣环处E'=5cm/s,A'=8cm/s,S=3cm/s;E/Em=24。

(8)下腔静脉内径增宽(2.0cm),吸气相塌陷<50%。检查结论/诊断:全心增大并左室收缩功能减低,左室节段性室壁运动异常,二尖瓣、三尖瓣轻—中度关闭不全,中度肺动脉压力升高。

6. **双侧胸腔彩超**(2022-05-30) 左侧胸腔内第7~9肋间未见液性暗区。右侧胸腔内第7~9肋间未见液性暗区。

【临床思维过程】

1. **初步诊断** 这个患者最可能的诊断是什么?有哪些疾病需要鉴别诊断?

这是一个26岁男性,无特殊病史。近期有感染诱因下出现胸闷、气促,NT-pro-BNP升高,

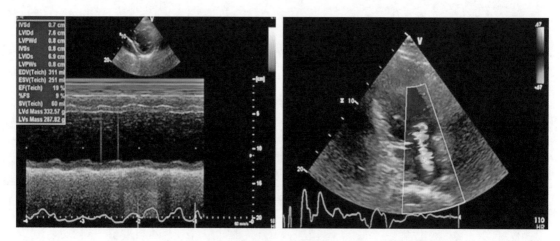

图14-8　心脏彩超

心脏彩超提示全心扩大,收缩功能降低(EF 20%,GLS=-2.0%)。心电图提示窦性心动过速。初步诊断该患者是急性心力衰竭。诊断为扩张型心肌病,需要排除以下疾病。

(1)冠心病缺血性心肌病:多见于中老年人,且有冠心病危险因素,包括吸烟、高脂血症、糖尿病、高血压病史等。冠心病多有心绞痛或心肌梗死病史,心电图多有动态变化和导联选择性的心肌缺血型 ST 改变。陈旧性心肌梗死性可见病理性 Q 波,但这例都没有。该患者心脏彩超可见心脏腔室扩大,左室局限性变薄或节段性运动异常。本例患者为 26 岁男性,血脂稍高,无吸烟史,无家族早发冠心病史,为鉴别诊断,我们给该患者行冠状动脉造影检查,结果为阴性,可排除冠心病缺血性心肌病诊断。

(2)病毒性心肌炎:常在上呼吸道感染或腹泻等病毒感染后 1~3 周内发病,急性期表现为心脏轻中度扩大、第一心音减弱、奔马律、心力衰竭。心电图有心律失常和 ST-T 改变。急性期有心肌酶(如肌钙蛋白)升高。病毒性心肌炎病程常急性起病,病毒学检查、抗病毒血清学检查、心脏磁共振及心肌活检可确诊。该患者急性期未见明显心肌损伤标志物升高,须进一步完善心脏磁共振及心肌活检以获得影像学和组织学证据。

(3)酒精性心肌病:符合扩张型心肌病的临床表现,有长期过量饮酒史(WHO 标准:女>40g/d,男性>80g/d,饮酒 5 年以上);既往无其他心脏病史或通过辅助检查能排除其他引起扩张型心肌病的病因如结缔组织病、内分泌性疾病等。早期戒酒,多数患者心脏情况能逐渐改善或恢复。该患者无长期过量饮酒史,可排除诊断。

(4)甲亢性心脏病:在甲亢的基础上发生下列一项或一项以上的心脏异常,又排除了其他原因引起者,并在甲亢控制后,下列心脏异常消失者,可诊断为甲亢性心脏病。①明显的心律失常(阵发性或持续性心房颤动,频发房性期前收缩或束支传导阻滞等);②心脏增大(一侧或双侧);③患甲亢后发生心绞痛或急性心肌梗死。甲亢时高动力循环状态使心肌负荷长期过重,可致心脏增大,心输出量增加;心肌耗氧量增加,能量代谢障碍;发生快速型心律失常,尤其是心房颤动。本例患者既往无甲亢病史,此次发现甲状腺功能中 T_3 稍低,结合病史考虑低 T_3 综合征可能,但并不会引起心脏如此显著的变化。

2. **确定诊断**　下一步需要进行哪些实验室检查来确定诊断?

为了进一步获得影像学、组织学和遗传学的证据来明确诊断。我们完善冠状动脉造影及左室造影:明确心脏冠状动脉血管的狭窄情况和心腔形态,确定是否有冠状动脉粥样硬化。

（1）心脏磁共振成像：MRI 是一种无创的检查方法，能够对心脏结构进行扫描、判定心脏功能，还能够直接观察心肌组织的病理改变，提供包括心肌水肿、充血、坏死及纤维化等多种病理图像证据；经皮心内膜心肌活检仍是心肌病确诊及细胞分型的客观标准，所以在病情允许时或好转后应积极完成活检来帮助发现病原和研究发病机制，评估患者预后；心肌病的基因检测用于明确基因缺陷所致的心肌病。

（2）冠状动脉造影及左室造影：LAD、LCX、RCA 未见明显狭窄；左室造影未见心腔呈球形样改变（图 14-9）。

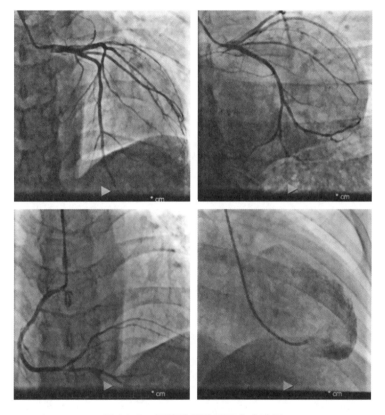

图14-9　冠状动脉造影及左室造影

（3）MRI 结果（2022-06-03 20:34）：检查时患者心律齐，心率 111 次/min。左室增大（舒张末期内径 7.6cm，收缩末期内径 7.2cm，缩短率 5.2%），舒张末期左室各节段心肌未见明显增厚（中间段前间壁厚 7.9mm，下侧壁厚 4.4mm），左室整体运动明显减弱，以前壁、前间壁减弱显著；左心房增大（前后径 4.6cm）；右室稍增大（长径 7.1cm，短径 4.7cm），右室整体运动减弱；右房横径 4.4cm；升主动脉近端直径 2.6cm，同层面肺动脉直径 2.6cm。二尖瓣可见反流信号影，三尖瓣可见少许反流信号影。DOUBLE 及 TRIPLE 上心肌未见明显异常信号。心包膜不厚。心包可见少量液体信号影，双侧胸腔未见明显液体信号影。左心功能：LVEF 12%，CO 4.9L/min，EDVi 175ml/㎡。心脏灌注：首过灌注心肌未见明显异常充盈缺损信号，延迟扫描右室下插入部及基底段前间壁心肌可见少许异常强化影。检查结论/诊断：双心室及左房增大（左室为著）伴心功能明显减低，考虑扩张型心肌病，伴右室下插入部及基底段前间壁心肌纤维化；二尖瓣轻—中度关闭不全，三尖瓣轻度关闭不全（图 14-10）。

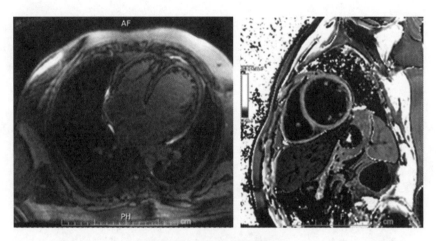

图 14-10　心肌磁共振影像

（4）心肌活检：左心室心肌活检组织心肌纤维未见肥大、变性坏死；间质明显纤维化伴玻璃样变性，局灶区域可见少许淋巴细胞及单核/巨噬细胞浸润（图 14-11）。免疫组化：浸润淋巴细胞 CD3（＋，热点区域约 13 个/HP），CD163（＋，热点区约 7 个/HP），CD56（－），CD20（－），CD138（－）。

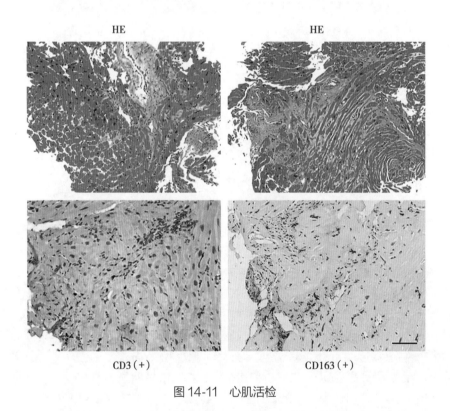

图 14-11　心肌活检

（5）心肌病基因检测：患者携带 TTN 及 FLNC 基因的一处杂合突变，该突变为可能致病突变（ACMG 标准），上述基因发生致病突变可导致常染色体显性遗传的扩张型心肌病及肥厚型心肌病等。

基于上述结果,最后诊断为扩张型心肌病合并急性心力衰竭(全心衰竭);扩张型心肌病为TTN 及 FLNC 基因突变所致(表 14-7)。

表 14-7　基因突变的情况

基因名称	转录本编号	突变位点	突变类型	突变情况	致病性	dbSNP	ExAC	gnomAD	SIFT	Polyphen2	Clinvar	致病基因可导致的临床表型
TTN	NM_001256850.1	c.48427A>G	错义突变	杂合突变	意义未明确	—	—	—	0.365	0.998	—	扩张型心肌病等
FLNC	NM_001127487.1	c.5698G>A	错义突变	杂合突变	意义未明确	rs762297336	8.26E-06	3.98E-06	1	0.045	uncertain	肥厚型心肌病等

3. 最佳治疗方案　治疗的目的在于阻止基础病因介导的心肌损害,阻断造成心力衰竭的神经体液机制,去除心力衰竭加重的诱因,控制心律失常和预防猝死。预防各种并发症的发生如血栓栓塞,提高临床心功能、生活质量和延长生存。治疗措施包括:

(1)病因及诱因的治疗:控制感染和纠正液体负荷过重及电解质失衡等,急性期给予强心苷(西地兰)和利尿剂(呋塞米)、血管扩张剂(静脉持续给硝酸甘油)和补钾治疗。

(2)长期治疗:给予口服 ACEI、β 受体阻滞剂、利尿剂/醛固酮受体阻断剂,还可加用SGLT2 抑制剂,目标是减缓心室重构及心肌进一步损伤,延缓病变发展和改善长期预后。

(3)心脏再同步化治疗(CRTP/D):改善心脏的房室间的同步性,进而提高心功能。但是这只适合于晚期心力衰竭,对前述药物治疗反应差的患者,对于本患者不适用。

(4)抗凝治疗:对于心脏射血分数低或心房颤动的患者,须加用华法林或新型口服抗凝药物,防止心房或心室的血栓形成。本患者在急性期经过上述处理后症状明显改善,而且为窦性心律,所以,暂时不需要抗凝治疗。

(5)心脏性猝死的预防:对于射血分数低(EF<35%,NYHA Ⅱ~Ⅲ级,预期生存时间>1 年,且有一定生活质量)的患者可考虑行植入型心律转复除颤器(ICD),但是,本患者目前治疗反应较好,没有此项指征。

(6)左心辅助装置或心脏移植:对于扩张型心肌病终末期的患者可考虑行左室辅助装置植入或行心脏移植。按照上述的长期用药方案治疗,患者近期(2 个月)复查见症状明显好转,心功能开始改善,LVEF 上升至 28%,左心室舒张期内径 65mm。预期能进一步改善。所以目前不考虑心脏移植,而是继续按照目前方案治疗。

二、案例分析纲要

1. 心功能不全的诱因有哪些?
2. 简述扩张型心肌病的临床表现。
3. 如何鉴别扩张型心肌病与缺血性心肌病?
4. 简述扩张型心肌病的诊断思路。

5. 简述扩张型心肌病的治疗原则。

6. 扩张型心肌病的诊断与治疗流程图(图 14-12)。

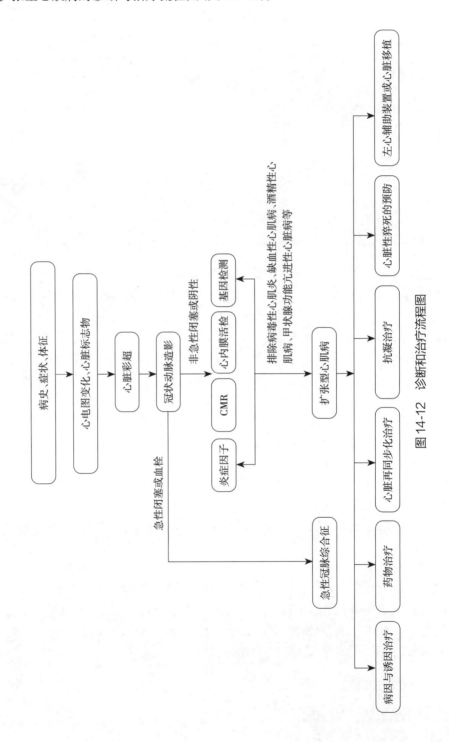

图 14-12 诊断和治疗流程图

（汪道文 孙 宁）

第十五章

肺功能障碍

案例一 咳嗽怎么总不好

一、案例介绍

【病史摘要】

患者,男,68岁。以"反复咳痰15年,伴呼吸困难2年,加重3d"主诉入院。患者15年前无明确诱因出现咳嗽,咳白色黏痰,每日5~10ml,无痰中带血、发热、盗汗,无胸痛、呼吸困难,无双下肢水肿。自服川贝枇杷膏、盐酸氨溴索等止咳祛痰药物,症状可逐渐缓解。受凉、感冒后上述症状会反复发作,秋冬季发作频率加大。2年前逐渐出现活动后气促,曾行肺功能检查示"阻塞性通气功能障碍"。3d前患者受凉后再次出现咳嗽,咳黄白色黏痰,呼吸困难加重,稍活动即感气短,无胸痛及双下肢水肿。口服"头孢"及"茶碱"呼吸困难无缓解,吸氧治疗后症状也无明显缓解,遂来我院就诊。本次发病以来,精神、食欲、睡眠欠佳,大小便正常,体重无变化。吸烟40年,戒烟3年。患者否认高血压、心脏病和糖尿病病史,否认传染病接触史。

【体格检查】

T 37.5℃,R 26次/min,P 98次/min,BP 126/72mmHg。神志清,浅表淋巴结未触及。口唇微绀,颈静脉无怒张。桶状胸,双肺触觉语颤减弱,叩诊呈过清音,呼吸音减弱,可闻及哮鸣音,双肺底可闻及湿性啰音,未闻及胸膜摩擦音。心律齐,各瓣膜听诊区未闻及杂音。腹部平软,无压痛、反跳痛,肝脾肋下未触及。双下肢无水肿。

【辅助检查】

1. **动脉血气分析** pH 7.34,$PaCO_2$ 57mmHg,PaO_2 56mmHg,HCO_3^- 29.5mmol/L。

2. **胸部CT** 两肺慢性支气管炎,肺气肿,心影正常。

3. **心电图** 窦性心律,电轴右偏。

【临床思维过程】

1. **诊断过程** 根据患者的病史、体格检查及实验室结果,考虑为"慢性阻塞性肺疾病急性加重、Ⅱ型呼吸衰竭合并呼吸性酸中毒"。

(1)患者吸烟史40年,反复咳嗽、咳痰15年,呼吸困难2年,受凉、感冒后上述症状会反复发作,秋冬季发作频率加大。2年前逐渐出现活动后气促,曾行肺功能检查示"阻塞性通气功能障碍"。颈静脉无怒张,桶状胸,双肺触觉语颤减弱,叩诊呈过清音,呼吸音减弱,可闻及哮鸣音,双肺底可闻及湿性啰音,未闻及胸膜摩擦音。胸部CT显示两肺慢性支气管炎,肺气肿。这些均表明患者处于阻塞性肺疾病急性加重期。

(2)$PaCO_2$ 57mmHg,PaO_2 56mmHg,提示Ⅱ型呼吸衰竭。

(3)pH 7.34,$PaCO_2$ 57mmHg,提示发生了呼吸性酸中毒。

2. **治疗原则**

（1）对于Ⅱ型呼吸衰竭患者，需给予持续低流量吸氧，维持 PaO_2 在 50~60mmHg。

（2）止咳、祛痰，联合广谱抗生素抗感染治疗。

（3）联合使用支气管扩张剂+糖皮质激素平喘治疗。

（4）必要时机械通气。

（5）健康教育。

3. **随访讨论** 慢性阻塞性肺疾病以不完全可逆性气流受限为特点。慢性阻塞性肺疾病气流受限常呈进行性加重，并伴有对有害颗粒或气体主要是吸烟所致的肺部异常炎症反应。虽然慢性阻塞性肺疾病直接累及肺，但也可引起显著的全身效应。慢性阻塞性肺疾病与慢性支气管炎和肺气肿密切相关。当患者有咳嗽、咳痰或呼吸困难症状和/或疾病危险因素接触史时，应考虑慢性阻塞性肺疾病。慢性咳嗽、咳痰常先于气流受限许多年存在，但不是所有具有咳嗽、咳痰症状的患者都会发展为慢性阻塞性肺疾病。明确诊断慢性阻塞性肺疾病，则需要进行肺功能检查。

二、案例分析纲要

1. 该患者患有哪些疾病？诊断依据是什么？

2. 患者发生呼吸困难的机制有哪些？

3. 针对该患者，应该如何治疗？

4. 慢性阻塞性肺疾病对机体的影响有哪些？

5. 试绘制患者疾病发生、发展及临床诊治的思维导图。

案例二　突如其来的胸闷

一、案例介绍

【病史摘要】

患者，女，54岁。以"心慌、乏力、气促1周，加重并伴咳嗽、发热3d，呼吸困难1h"主诉入院。1周前患者无明显诱因开始出现气急、胸闷，伴有咳嗽、咳痰、头晕、心悸等症状，因最近常夜间加班，以为劳累所致，未重视。3d前症状加重，伴咳嗽、咳痰，痰中带血。畏寒、发热，体温最高38.9℃。今晨出现呼吸困难、神志恍惚，遂送入医院就诊。患者无糖尿病、高血压病史，否认药物过敏史。

【体格检查】

T 38.6℃，R 35次/min，P 135次/min，BP 105/65mmHg。神志恍惚，查体欠合作，伴随呼吸窘迫，口唇发绀。无颈静脉怒张。两肺呼吸音粗重，听诊可闻及痰鸣音和湿啰音。心脏听诊无杂音。腹软，未触及包块。双下肢无水肿。

【辅助检查】

1. **血常规** 白细胞 $14 \times 10^9/L$，中性粒细胞 0.85。

2. **病毒咽拭子检测** 甲流、乙流咽拭子阴性；新型冠状病毒咽拭子阳性。

3. **血气分析** pH 7.33，PaO_2 46mmHg，$PaCO_2$ 30mmHg，SaO_2 80%。

4. **胸部CT** 肺部弥漫性炎症改变，双肺多发磨玻璃影。

【临床思维过程】

1. **初步诊断** 根据患者的病史、体格检查及实验室检查结果,考虑为"新型冠状病毒感染合并肺炎,伴Ⅰ型呼吸衰竭、代谢性酸中毒",建议立即给予吸氧处理。

(1)患者此次主要表现为咳嗽、咳痰、呼吸困难、神志恍惚等。因中、重度新型冠状病毒感染者可产生肺炎症状,结合患者 R 35 次/min,神志恍惚,查体欠合作,伴随呼吸窘迫,口唇发绀,两肺呼吸音粗重,听诊可闻及痰鸣音和湿啰音;白细胞 14×10^9/L,中性粒细胞 0.85;甲流、乙流咽拭子阴性;新型冠状病毒咽拭子阳性。考虑诊断"新型冠状病毒感染合并肺炎"。

(2)血气分析:pH 7.33,PaO_2 46mmHg,$PaCO_2$ 30mmHg,SaO_2 80%,考虑患者因肺炎引起Ⅰ型呼吸衰竭。

(3)pH 7.33,结合患者缺氧表现,提示合并代谢性酸中毒。考虑是由于 PaO_2 降低引起组织细胞缺氧,细胞无氧糖酵解增强产生的酸性代谢产物增多所致。

2. **血常规结果** 患者血常规检查发现白细胞、中性粒细胞均升高,结合患者的肺部表现,提示患者可能同时合并肺炎,故在给予吸氧处理的同时,建议给予抗感染治疗及免疫治疗。

3. **治疗原则**

(1)氧疗:给予较高浓度 O_2(一般不超过 50%),纠正缺氧。

(2)抗感染治疗。

(3)免疫治疗:如糖皮质激素,IL-6 中和抗体等。

二、案例分析纲要

1. 该患者是否发生呼吸衰竭?何种类型的呼吸衰竭?诊断依据是什么?

2. 该患者发生呼吸衰竭的机制有哪些?

3. 患者应如何吸氧?注意事项是什么?

4. 试绘制患者疾病发生、发展及临床诊治的思维导图。

(卫晓慧 李菲菲)

第十六章

肝功能障碍

案例一 谁在我的胃上挖了一个"坑"

一、案例介绍

【病史摘要】

患者,男,66岁。以"间歇上腹痛10余年、加重2周,黑便2d"主诉入院。

患者10余年前无明显诱因出现间断性上腹痛,为持续性胀痛,常于餐后1h内出现,持续1~2h可自行缓解。时有夜间痛,疼痛无放射,伴有嗳气和反酸,进食不当或生气后疼痛加重。每年冬春季节易发病。曾多次在当地诊所就诊,被诊断为"胃病",服用复方石菖蒲碱式硝酸铋片(胃得乐)、复方铝酸铋(胃必治)等药物后,自觉症状略有好转。近半个月来疼痛加剧,发现柏油样黑便2d,伴头晕、心悸、乏力及少量呕血,自行服用阿司匹林止痛后症状无明显缓解,遂来我院。既往无高血压、糖尿病病史,无手术外伤和药物过敏史,无烟酒嗜好。

【体格检查】

T 36.6℃,R 21次/min,P 80次/min,BP 121/90mmHg。慢性病容,神志清,自动体位,查体合作。皮肤黏膜无黄染,唇无发绀。颈软,无颈静脉充盈。心肺听诊无异常。腹部未见胃肠型及蠕动波;腹软,剑突下压痛(+),无反跳痛及肌紧张,肝脾肋下未触及,墨菲征阴性,麦氏点无压痛及反跳痛;肠鸣音3~5次/min。四肢及神经系统检查无异常。

【辅助检查】

1. **血常规**(表16-1)

表16-1 血常规检查结果

项目	检测值	单位	正常范围
红细胞(RBC)	4.52	$\times 10^{12}$/L	4.01~5.5
血红蛋白(Hb)	108	g/L	120~160
血小板(PLT)	248	$\times 10^9$/L	100~300
白细胞(WBC)	5.5	$\times 10^9$/L	4~10
中性粒细胞(N)	6.35	$\times 10^9$/L	1.8~6.3

2. **胃镜** 胃内少量暗红色血液及血凝块,胃角见一溃疡,大小约1.5cm×1.0cm,表面血痂附着,并见少量新鲜血液;胃窦黏膜可见暗红色血迹附着。十二指肠球部及球后黏膜未见异常(图16-1)。

3. **便常规+潜血** 大便潜血强阳性。

4. 腹部超声 肝、胆、脾、胰未见异常。

根据患者的临床表现及辅助检查，医生诊断为：上消化道出血，胃溃疡。予以止血、补液、抑酸等治疗。用药 1 周后，不再出血，但腹痛未见明显缓解。因患者既往有多次"胃病"治疗史，自行口服药物好转后，症状仍反复发作，未进行系统治疗。医生建议检测幽门螺杆菌（Hp）。

5. ^{14}C-尿素呼气试验（Hp-UBT） 幽门螺杆菌（Hp）（+）。

可以确定幽门螺杆菌感染，医生制订了系统抗 Hp 治疗方案，予以奥美拉唑、枸橼酸铋钾、甲硝唑、阿莫西林联合治疗。1

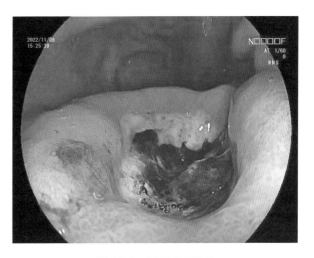

图 16-1 胃镜检查图片

周后腹痛缓解，准予出院。叮嘱患者要适当休息，改善进食规律，少饮浓茶、浓咖啡等。继续口服奥美拉唑、枸橼酸铋钾、甲硝唑、阿莫西林治疗，定期复查，预防并发症。

【临床思维过程】

1. 初步诊断 根据病史、体格检查和血常规结果，初步考虑为消化性溃疡（胃溃疡），建议进一步做胃镜、腹部 B 超检查和大便潜血试验。

患者为老年男性，慢性病程，反复上腹痛 10 余年，提示患病脏器可能是胃或胆囊。患者嗳气和反酸，冬春季节易发病，进食不当或生气后疼痛加重；腹痛具有周期性，节律性："每于餐后 1h 内出现，持续 1~2h，可自行缓解"。查体剑突下压痛（+），无反跳痛及肌紧张。提示可能是消化性溃疡、慢性胃炎、功能性消化不良、胃癌等胃部疾病。慢性胃炎、功能性消化不良疼痛一般无明确规律，可做胃镜检查加以鉴别。胃癌病程一般较短且上腹痛无规律，常伴消瘦，可做胃镜检查加以鉴别。上腹痛也可以考虑慢性胆囊炎、胆石症，但胆囊炎、胆石症腹痛多位于右上腹，并向右背部放射，墨菲征阳性，与患者病症不符，可做腹部 B 超进行鉴别。患者出现黑便，实验室检查 Hb 略低，考虑有出血情况，进一步做胃镜检查和大便潜血试验。

2. 确诊过程 根据胃镜、腹部 B 超及大便潜血试验结果，患者确诊为"上消化道出血，胃溃疡"。

为了明确诊断，进行胃镜、腹部 B 超及大便潜血试验检查。胃镜检查提示：胃内少量暗红色血液及血凝块，胃角见一溃疡，大小约 1.5cm×1.0cm，表面有血痂附着，并见少量新鲜血液，胃窦黏膜可见暗红色血迹附着。十二指肠球部及球后黏膜未见异常。明确诊断为"上消化道出血，胃溃疡"，且已排除"慢性胃炎、功能性消化不良、胃癌"等其他胃部疾病。腹部超声检查提示：肝、胆、脾、胰未见异常，可排除"胆囊炎、胆石症"。大便潜血试验强阳性，也是上消化道出血的标志。

3. 后期治疗诊断 治疗 1 周，病情改善不佳，追问病史，发现患者有病情反复发作史，建议检查幽门螺杆菌（Hp）。

医生予止血、补液、抑酸等治疗 1 周后，患者不再出血，但腹痛未见明显缓解。因患者既往有多次"胃病"治疗史，自行口服药物好转后，症状反复发作，未进行系统治疗。提示可能为幽门螺杆菌（Hp）感染。^{14}C-尿素呼气试验（Hp-UBT）阳性证实确有 Hp 感染，应进行系统抗 Hp 治疗。

【防治原则】

保持良好的生活习惯,注意休息,减少精神压力;规律饮食,少饮浓茶、浓咖啡等。停服不必要的非甾体抗炎药及其他对胃有刺激的药物。消化性溃疡的总体治疗目标是:去除病因,控制症状,促进溃疡愈合,预防复发和避免并发症。

二、案例分析纲要

1. 可能引起消化性溃疡的诱因有哪些? 其发生机制是什么?
2. 胃溃疡与十二指肠溃疡临床表现有哪些区别?
3. 上消化道出血的原因有哪些?
4. 幽门螺杆菌在溃疡病的发生发展中有哪些作用?
5. 治疗消化性溃疡病的药物有哪些种类?
6. 清除 Hp 的抗溃疡方案有哪些? 治疗过程中应注意哪些问题?
7. 请绘制案例分析的思维导图。

案例二　尹先生的肝路历程

一、案例介绍

【病史摘要】

尹先生,56 岁。因"反复上腹不适、乏力、黄疸 15 年,呕血、黑便 1d,行为异常、言语不清 5h"入院。

患者 15 年前因"反复上腹不适、乏力、厌油腻、黄疸"住院治疗。当时入院检查显示:乙型病毒性肝炎标志物检测 HBsAg、HBeAg、抗-HBc 阳性;HBV-DNA(+)。肝穿刺所见:点状坏死及中度碎片样坏死,小叶内可见纤维间隔形成,小叶结构大部分保存。经过保肝、抗病毒等治疗,症状缓解出院。此后常有腹胀、食欲缺乏、肝区不适等症状,间断自行服药。1d 前出现恶心、呕吐,间断呕出少量暗红色血性液体,含有血凝块,伴明显头昏、乏力,呕吐后解黑便 1 次,呈糊状,5h 前出现言语不清,并逐渐出现行为异常、嗜睡等症状,遂入院就诊。否认糖尿病、高血压及精神病病史,否认酗酒及特殊药物服用史和药物过敏史。

【体格检查】

T 36.5℃,R 20 次/min,P 100 次/min,BP 110/60mmHg。嗜睡,对答不准确,言语不清,书写障碍,定向力差。消瘦,面色晦暗,皮肤苍白,巩膜黄染。颈部、手背可见多个蜘蛛痣,双手掌大小鱼际处可见明显发红(肝掌)。心肺查体未见异常。腹部膨隆,移动性浊音阳性,腹壁静脉曲张;肝肋下未触及,脾肋下约 3cm;肠鸣音活跃。扑翼样震颤(+),生理反射正常。

【辅助检查】

1. 血常规(表 16-2)

表 16-2　血常规检查结果

项目	检测值	单位	正常范围
红细胞(RBC)	3.52	$\times 10^{12}$L	4.01~5.5
血红蛋白(Hb)	98	g/L	120~160

续表

项目	检测值	单位	正常范围
血小板（PLT）	46	$\times 10^9$/L	100~300
白细胞（WBC）	2.6	$\times 10^9$/L	4~10
中性粒细胞（N）	6.2	$\times 10^9$/L	1.8~6.3

2. **便常规** 大便潜血阳性。

3. **肝功能**（表16-3）

表16-3 肝功能检查结果

项目	检测值	单位	正常范围
谷丙转氨酶（ALT）	140	U/L	0~40
谷草转氨酶（AST）	110	U/L	0~40
谷氨酰转肽酶（GGT）	334	U/L	0~50
清蛋白（ALB）	23.6	g/L	44~55
球蛋白（GLO）	46	g/L	20~30
清蛋白/球蛋白	0.51	—	1.5~2.5
总胆红素（TB）	116	μmol/L	1.7~17.1

4. **胃镜** 食管中下段至贲门处可见散在4条串珠样蓝色曲张静脉,在齿状线上段可见交通静脉,红色征阳性。胃底可见静脉呈瘤样改变。

5. **腹部B超** 肝脏体积缩小,形态不规则,表面欠光滑,肝裂增宽,边缘变钝。脾大,腹水。胰腺、胆囊、双肾未见异常。

6. **血氨检测** 162μmol/L（正常参考范围18~72μmol/L）。

7. **平扫头部CT** 未见明显异常。

【临床思维过程】

1. **初步诊断** 根据患者的病史、体格检查、实验室检查及胃镜等结果,初步考虑为"上消化道出血,肝硬化失代偿期"。建议进一步检测血氨浓度并做头部CT检查。

患者出现呕血、黑便,且大便潜血阳性,考虑有上消化道出血;患者有乙肝病史10余年,期间未进行正规治疗,结合其临床表现,应考虑是否已发展到肝硬化失代偿阶段。患者常感觉乏力、食欲缺乏、肝区不适,提示消化吸收不良;体格检查发现患者消瘦,提示营养不良;巩膜黄染,提示黄疸;颈部、手背可见多个蜘蛛痣,双手掌大小鱼际处可见明显发红(肝掌),提示激素灭活障碍;皮肤苍白,血常规Hb降低,提示贫血。上述均为肝功能减退的临床表现。此外,患者还出现了门静脉高压的表现:腹部膨隆、移动性浊音阳性,提示腹水;脾肋下约3cm,血常规中RBC、WBC和PLT均下降,提示脾功能亢进。入院后进一步检测肝功能:ALT、AST、GGT和TB均显著高于正常值,ALB减少,清蛋白/球蛋白比例倒置,均与肝功能减退的表现一致。胃镜显示食管-胃底静脉曲张也是门静脉高压所致。依据患者同时存在肝功能减退和门静脉高压两大证据,再加之腹部B超所见,可以确诊为肝硬化失代偿期。

患者出现呕血、黑便,且5h前出现言语不清,并逐渐出现行为异常、嗜睡等症状,体检发现对答不准确、书写障碍、定向力差,应考虑是发生了并发症,建议进一步检测血氨浓度并做头部CT检查以除外其他疾病。

2. **确诊过程**　根据病史、临床表现、血氨检测及头部CT检查结果,可确诊为"肝性脑病"。

为了明确诊断,行血氨浓度测定及头部CT检查。结果显示血氨浓度明显升高,符合肝性脑病发生机制中的氨中毒学说。因患者否认精神病病史可除外精神性疾病;否认酗酒和药物史,可以除外中毒性脑病;否认糖尿病病史,可除外代谢性疾病;头部CT未见明显异常,可除外颅内其他损害如颅内出血、脑肿瘤等神经系统疾病。查体见扑翼样震颤(+),结合原发疾病肝硬化,加之存在上消化道出血的诱因,故确诊为肝性脑病。根据患者的临床表现,可判断患者处于肝性脑病二期即昏迷前期(表16-4)。

表16-4　肝性脑病各期特点

各期名称	精神症状	神经症状	脑电图
一期 (前驱期)	性格改变:抑郁或欣快 精神异常:无意识动作 睡眠时间:昼夜颠倒	扑翼样震颤(+) 病理反射(-) 生理反射(+)	对称性 θ 慢波 (每秒 4~7 次)
二期 (昏迷前期)	一期症状加重, 行为异常、言语不清,定向力、书写障碍	扑翼样震颤(+) 病理反射(-) 生理反射(+) 肌张力增强	同上
三期 (昏睡期)	昏睡但可唤醒 语无伦次 明显精神错乱	扑翼样震颤(+) 病理反射(-) 生理反射(+) 肌张力明显增强	同上
四期 (昏迷期)	完全昏迷 一切反应消失 可有阵发性抽搐	扑翼样震颤(-) 生理反射(-) 病理反射(±)	极慢 δ 波 (每秒 1.5~3 次)

3. **治疗过程**　根据新版《肝硬化肝性脑病诊疗指南》采取相应治疗措施。

结合患者病情,根据最新指南,制订的治疗方案包括吸氧、营养支持治疗(输注白蛋白、氨基酸混合液以及应用复合维生素等),纠正水、电解质及酸碱平衡紊乱,采用左氧氟沙星、天门冬氨酸、鸟氨酸、乳果糖、益生菌制剂等防治感染、保肝降氨、调节肠道微生态,并施以腹腔穿刺放液和利尿等治疗。

4. **健康教育**　对患者及其家属的健康教育以及心理支持是肝性脑病防治的重要环节。

经上述治疗后,患者的神志逐渐转清,也再无异常举止出现。复查血氨 56μmol/L,病情得到了很好的控制。主管医生在与尹先生交流过程中发现他依然愁眉不展,情绪低落。进一步交流得知,尹先生早年丧偶,独自抚育女儿成人。在患乙型肝炎 10 余年期间,"传染病"的巨大压力使他一直感觉自卑焦虑。此次病情加重入院治疗,他非常担心今后女儿可能会嫌弃和疏远他,让尹先生内心痛苦不安。了解上述情况后,主管医生安慰鼓励尹先生,并表示会寻找合适时机约谈他和其女儿,尽全力做好健康教育和心理支持工作。

出院前,主管医生约尹先生和其女儿一起谈话,希望女儿能够科学地了解其父亲的病情,理解父亲的苦衷,并向他们科普乙型肝炎防护知识,解释科学生活方式对疾病状态的重要性。女儿当即表态理解父亲,也会帮助父亲树立信心,稳定病情。同时,医生反复叮嘱他们,出院后一定不要吃粗糙、坚硬、辛辣刺激性的食物,多吃蔬菜和水果,需控制蛋白质饮食。还要防止便秘、预防感冒等。并建议尹先生定期到消化内科门诊复查。

【防治原则】

防止诱因、早期诊断、及时治疗是改善肝性脑病预后的关键因素。近几年的诊疗指南在营养支持、个体化治疗的基础上增加了分级预防措施,一级预防强调针对病因及营养支持;二级预防关注对患者及其家属进行健康教育、控制血氨升高及调节肠道微生态。

二、案例分析纲要

1. 本例患者先后发生过一些什么疾病?依据是什么?有何联系?

2. 肝脏的基本结构和功能单位是什么?有什么特点?患者本次入院时,肝脏可能有什么样的病理表现?

3. 胆红素在体内是如何进行代谢的?黄疸可分为哪几种类型?该患者出现的黄疸属于哪种类型,与其他类型的黄疸有何区别?

4. 肝功能障碍时机体可出现哪些代谢异常,从该患者的案例中可以看出该患者有哪些代谢障碍?

5. 肝性脑病的诱因有哪些?

6. 上消化道出血如何诱发肝性脑病?

7. 肝性脑病的发病机制有哪些?

8. 举例说明肝性脑病诊疗新进展。

9. 请绘制案例分析的思维导图。

案例三　小石头"作妖记"

一、案例介绍

【病史摘要】

王女士,46岁。以"右上腹间歇性疼痛1年,加重2d,发热、黄疸1d"主诉入院。

患者于1年前无明显诱因出现上腹部不适、疼痛,以右上腹为重,呈间歇性隐痛,疼痛与体位无关,可放射至右肩背部。无恶心、呕吐,无发热、寒战,无心慌、气短、胸痛及呼吸困难等症。当时在家按"胃病"吃相关药物后症状稍好转。近半年来腹痛反复发作,尤以进食大量油腻食物后明显。在外院行腹部B超检查,诊断为"胆囊结石",间断服用消炎药及利胆药物(消炎利胆片,5片,口服,3次/d;阿莫西林克拉维酸钾片,2片,口服,3次/d),症状仍时缓时重。2d前进食油腻食物后再次出现右上腹疼痛,呈持续性剧痛,向右肩及背部放射,疼痛时伴有恶心、呕吐,呕吐物为胃内容物。自行服用"消炎药"(用药不详),未见明显好转。1d前出现寒战、发热,体温最高达39℃,并出现皮肤、巩膜黄染,故急诊来院。

【体格检查】

T 39.2℃,P 90次/min,R 25次/min,BP 118/76mmHg。急性痛苦病容,神志清。巩膜黄染,皮肤黄染,未见肝掌、蜘蛛痣。全身浅表淋巴结未触及肿大。心肺听诊无异常。腹平坦,腹式呼吸减弱,右上腹压痛、反跳痛、肌紧张阳性;右上腹可触及肿大的胆囊,墨菲征阳性,脾肋下未触及;肝区叩痛阳性,肝浊音界位于右锁骨中线第4肋间,无移动性浊音;肠鸣音减弱。四肢检查无异常。

【辅助检查】

1. **血常规**（表 16-5）

表 16-5　血常规检查结果

项目	检测值	单位	正常范围
红细胞（RBC）	3.8	$\times 10^{12}$/L	4.01~5.5
白细胞（WBC）	14.7	$\times 10^{9}$/L	4~10
中性粒细胞（N）	7.7	$\times 10^{9}$/L	1.8~6.3
淋巴细胞（L）	0.6	$\times 10^{9}$/L	0.8~4

2. **胰酶测定**　淀粉酶 68U/L（正常范围 0~96U/L），脂肪酶 42.3U/L（正常范围 13~60U/L）。

3. **上腹部 CT**　①肝脏增大；②肝内胆管扩张；③胆囊扩大，胆囊壁略增厚，胆囊内混杂高密度影，内有不规则形钙化（图 16-2）。

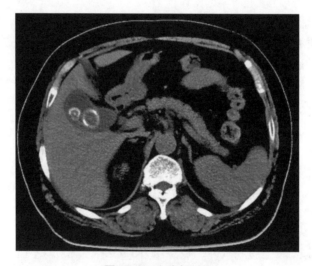

图 16-2　上腹部 CT

根据上述检查结果，医生初步诊断为：急性胆囊炎，胆囊结石。入院后行消炎和营养支持治疗，但患者症状未见好转，做了进一步检查。

4. **肝功能**（表 16-6）

表 16-6　肝功能检查结果

项目	检测值	单位	正常范围
谷丙转氨酶（ALT）	375	U/L	0~40
谷草转氨酶（AST）	379	U/L	0~40
总胆红素（T-BIL）	68.6	μmol/L	3~20
结合胆红素（D-BIL）	35.5	μmol/L	3~20
非结合胆红素（I-BIL）	24.7	μmol/L	3~13

5. **尿常规**　尿呈浓茶色,尿胆红素(+)。

6. **腹部磁共振胰胆管造影(MRCP)**　胆囊结石,胆总管下段结石(图16-3)。

医生建议尽快手术切除胆囊。患者及家属签字同意后,给予一级护理,禁饮食,继续抗炎、补液、营养支持等对症治疗并完善术前检查。第2天全麻下行腹腔镜"胆囊切除、胆总管探查术",术后给予抗炎、护肝、补液治疗,4d后病情好转出院。

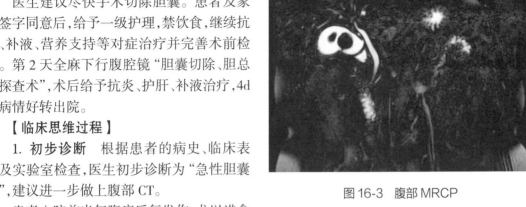

图16-3　腹部MRCP

【临床思维过程】

1. **初步诊断**　根据患者的病史、临床表现及实验室检查,医生初步诊断为"急性胆囊炎",建议进一步做上腹部CT。

患者入院前半年腹痛反复发作,尤以进食大量油腻食物后明显,说明有消化不良的胃肠道症状。此次发病是在进食油腻食物后再次出现上腹部持续性剧痛,向右肩及右背部放射,疼痛时伴有恶心、呕吐,呕吐物为胃内容物;查体发现右上腹压痛、反跳痛、肌紧张阳性;结合病史患者近1年来反复出现右上腹间歇性疼痛,向肩背部放射,初步估计腹痛的来源可能是胃、胰腺和胆囊等脏器。患者体温39.2℃,血常规白细胞增多,中性粒细胞比例增高,提示炎症反应。胰酶检测正常可排除急性胰腺炎。患者右上腹可触及肿大胆囊,墨菲征阳性;结合患者胆囊结石病史,可高度怀疑是急性胆囊炎。是何原因引起的炎症,需进一步做腹部B超或上腹部CT确诊。

2. **确诊过程**　根据上腹部CT和经腹部磁共振胰胆管造影(MRCP)结果,确诊为"急性胆囊炎,胆囊结石,胆总管结石"。

为了明确诊断,行上腹部CT及腹部磁共振胰胆管造影(MRCP)检查,上腹部CT提示:①肝脏增大;②肝内胆管扩张;③胆囊扩大,胆囊壁略增厚,胆囊内混杂高密度影,内有不规则形钙化。经腹部磁共振胰胆管造影(MRCP)显示胆囊结石,胆总管结石,明确诊断为急性胆囊炎,胆囊结石,胆总管结石。

【防治原则】

保持良好的生活习惯,调整合理的膳食结构,避免食用过多的高胆固醇、高饱和脂肪酸的食物。提倡低脂、低胆固醇、高维生素C和高纤维素饮食。及时发现和控制高脂血症、高血压和糖尿病。加强体育运动。

一般治疗:禁食,纠正水、电解质和酸碱平衡失调。营养支持,解痉镇痛等对症治疗。积极抗感染治疗。

肝外胆管结石应积极外科手术治疗。治疗原则包括:去除病灶,解除梗阻,取净结石,通畅引流,合理应用抗生素。

二、案例分析纲要

1. 试从解剖学角度分析王女士右上腹疼痛的可能原因。
2. 该案例急性发作的诱因是什么? 讨论可能引起胆囊炎急性发作的诱因都有哪些?
3. 该患者尿呈浓茶色,尿胆红素(+)和血清总胆红素增高的原因是什么?

4. 你认为王女士应该手术治疗吗？不手术治疗会有哪些后果？

5. 患者手术前应该做哪些检查？

6. 术前如何与患者或家属谈话？

7. 胆结石术后患者在饮食、生活方式等方面应该注意些什么？

8. 如果患者因家庭贫困问题，不同意手术，你有何感想？你对医疗改革有何认识？有何建议？

9. 请绘制案例分析的思维导图。

（张彩华　李　璁）

第十七章

肾功能障碍

案例一　急性肾炎致肾功能障碍

一、案例介绍

【病史摘要】

王同学,男,10岁。因"肉眼血尿,双下肢水肿 3d"就诊。王同学 1 周前自感受凉后出现咽痛、发热、寒战。在社区医院就诊时,医生发现王同学的咽部充血、扁桃体肿大、表面有脓苔。进一步血常规检查显示:白细胞 $20.6 \times 10^9/L$,中性粒细胞 0.89。社区医生诊断为"急性化脓性扁桃体炎",建议口服抗生素。王妈妈平时在网上常见到某些医生为了经济利益滥用抗生素的报道,故拒绝使用抗生素。王妈妈带王同学到药店买了退热药就回家了。王同学吃了 4 天退热药后,体温恢复正常、咽痛得以缓解。近日,王同学突然发现自己的小便呈红茶色,尿量进行性减少,双眼睑和双下肢出现水肿,就诊后被收治入院。

【体格检查】

T 36.5℃,R 20 次/min,P 100 次/min,BP 136/95mmHg。面色晦暗,皮肤苍白。心肺查体未见异常。肝肋下未触及,肠鸣音较弱,1~2 次/min。神经反射正常。

【辅助检查】

1. **血常规**(表 17-1)

表 17-1　血常规检查结果

项目	检测值	单位	正常范围
红细胞	5	$\times 10^{12}/L$	4.0~5.5
血红蛋白	110	g/L	120~160
血小板	180	$\times 10^9/L$	100~300
白细胞	11	$\times 10^9/L$	4~10
中性粒细胞占比	65	%	50~70

2. **尿常规**　红细胞 3^+/HP,白细胞 1^+/HP,蛋白质 4^+/HP,形态检查呈多形性。

3. **24h 尿蛋白定量**　3.5g。

4. **血液生化**　尿素氮 16.5mmol/L(升高),肌酐 406μmol/L(升高),白蛋白 35g/L,胆固醇 4.3mmol/L,抗链球菌溶血素"O":448IU/mL(升高),补体 C_3 0.3g/L(降低)。

5. **腹部 B 超**　双肾体积明显增大、腹腔和盆腔大量积液。

6. 肾活检病理　毛细血管内增生性肾小球肾炎伴新月体形成。

王同学被诊断为"急性肾小球肾炎",给予抗炎、对症、支持治疗。肾活检病理结果报告后,加入糖皮质激素以及血液透析替代肾脏功能等措施综合治疗,住院治疗 1 个月后,王同学的尿蛋白和肉眼血尿消失,带药出院,定期随访。

【临床思维过程】

1. 初步诊断　根据患者临床表现及体格检查,初步考虑急性肾小球肾炎。

患者有上呼吸道感染病史,本次就诊主诉小便呈红茶色,尿量进行性减少,并且双眼睑和双下肢出现水肿,以上表现应均符合急性肾小球肾炎的表现。

2. 确定诊断　根据辅助检查结果和肾活检病理结果来确定诊断。

患者的尿常规检查显示肉眼血尿和蛋白尿,表现为红细胞 3$^+$/HP,白细胞 1$^+$/HP,蛋白质 4$^+$,形态检查呈多形性;24h 尿蛋白定量 3.5g。腹部 B 超显示双肾体积明显增大。

患者肾功能异常,表现为血尿素氮和肌酐升高;患者血清抗链球菌溶血素"O"滴度可升高,提示近期内曾有过链球菌感染;患者血清补体 C$_3$ 下降,说明有补体的激活和消耗,对本病有诊断意义。特别是肾活检结果显示明确的毛细血管内增生性肾小球肾炎伴新月体形成。因此患者明确诊断为急性肾小球肾炎。

【防治原则】

支持及对症治疗为主。急性期卧床休息,静待肉眼血尿消失、水肿消退。

二、案例分析纲要

1. 王同学尿常规检查有哪些指标不正常?检查结果"红细胞 3$^+$/HP,白细胞 1$^+$/HP,蛋白质 4$^+$"有何临床意义?

2. 如何鉴定血尿?出现血尿的可能原因有哪些?

3. 什么是急性肾小球肾炎?急性肾小球肾炎是如何形成的?其有哪些临床表现?

4. 急性肾小球肾炎的实验室辅助诊断指标有哪些?均有何临床意义?

5. 病理活检有何含义?其在肾小球肾炎诊断中的临床意义是什么?

案例二　慢性肾功能障碍

一、案例介绍

【病史摘要】

李同学,男,18 岁。"体育课突然晕倒后 1h"急诊入院。

主诉近半年学习压力大,乏力,厌食,经常头痛,有频发恶心想吐的感觉,皮肤瘙痒,每天尿量也逐渐减少。家里人觉得他是压力过大,学习辛苦,每日均加强营养,高蛋白饮食。李同学自己也并没有在意,直到今日在体育课上踢足球时突然晕倒,1h 后被老师、同学紧急送入医院。否认糖尿病、高血压及精神病病史,否认酗酒及特殊药物服用史和药物过敏史。

【体格检查】

T 36.5℃,R 20 次/min,P 100 次/min,BP 130/80mmHg。面色晦暗,皮肤苍白,双下肢水肿。心肺查体未见异常。肝肋下未触及,肠鸣音较弱,1~2 次/min。神经反射正常。

【辅助检查】

1. **血常规**（表 17-2）

表 17-2　血常规检查结果

项目	检测值	单位	正常范围
红细胞	3.5	×10^{12}/L	4.01~5.5
血红蛋白	98	g/L	120~160
血小板	110	×10^9/L	100~300
白细胞	5	×10^9/L	4~10
中性粒细胞占比	60	%	50~70

2. **尿常规**　蛋白质 2+。
3. **肾功能**　血清肌酐 450μmol/L（升高）。
4. **腹部 B 超**　肝、脾、胰腺、胆囊、双肾未见异常。
5. **肾活检病理**　肾穿刺活检结果提示"慢性肾小球肾炎，多数肾小球萎缩硬化"。诊断为慢性肾小球肾炎，肾衰竭。给予血液透析、促红细胞生成素等治疗，经上述治疗后，患者症状改善，并等待肾源进行肾移植手术。

【临床思维过程】

1. **初步诊断**　根据患者临床表现及体格检查，初步考虑慢性肾病。

患者主诉有乏力，厌食，经常头痛，有频发恶心想吐的感觉，皮肤瘙痒等症状半年，并且每天尿量也逐渐减少。体格检查显示患者皮肤苍白，双下肢水肿；以上符合慢性肾病的表现。

2. **确定诊断**　根据辅助检查结果和肾活检病理结果来确定诊断。

患者的尿常规检查显示蛋白尿，蛋白质 2+。

患者肾功能异常，血清肌酐 450μmol/L，显著升高；特别是肾活检结果显示多数肾小球萎缩硬化，对本病有诊断意义。因此患者明确诊断为慢性肾小球肾炎，肾衰竭。

【防治原则】

慢性肾衰竭的治疗以防止或延缓肾功能进行性恶化，改善或缓解临床症状及防治并发症为原则。

二、案例分析纲要

1. 胃口不好、恶心想吐、头痛、皮肤瘙痒等症状与肾功能不全有关系吗？为什么？
2. 血清肌酐是什么？为什么血清肌酐升高能够提示肾功能不全？哪些检查可以帮助医生诊断肾功能不全？
3. 肾功能不全有哪几种类型？

（梁秀彬）

第十八章
脑功能障碍

案例一 震颤的烦扰

一、案例介绍

【病史摘要】

郑某某,男,72 岁。以"右侧肢体震颤伴行走不便 3 年,加重 10d"主诉入院。患者 3 年前开始出现右侧肢体不自主抖动,从下肢开始,渐渐累及上肢。抖动多在静止时出现,精神紧张时加重,随意动作时减轻,睡眠时消失。无口唇、下颌、舌头抖动。行走笨拙、缓慢,走路时起步困难,步伐小,身体前倾,面部表情呆板。无头痛、眼花,无意识障碍、肢体抽搐、大小便失禁,无畏冷、发热,无咳嗽、咳痰,无胸闷、气喘等。曾在外院就诊,服用多巴胺制剂后,肢体抖动症状有所缓解。10d 前,患者肢体抖动较前有所加重,行走困难、四肢抖动。为进一步诊治就诊于我院,门诊以"震颤原因待查"收入院。既往身体健康、不嗜烟酒,家族中未发现同样的案例。

【体格检查】

T 36.5℃,P 80 次/min,R 19 次/min,BP 112/60mmHg。神志清,双侧瞳孔等大等圆,直径约 3mm,对光反射灵敏。双侧鼻唇沟对称,伸舌居中。颈无抵抗。心肺未发现异常。腹软,无压痛,肝脾肋下未触及。四肢肌张力呈铅管样增高,肌力 5 级,右侧肢体不自主震颤。双侧指鼻试验准确,双侧深浅感觉检查正常,双侧腱反射对称,双侧病理征未引出。双侧 Kernig 征、Brudzinski 征阴性。

【临床思维过程】

1. **初步诊断** 根据患者肢体不自主震颤,静止时加重,服用多巴胺制剂后,肢体震颤症状有缓解,可考虑帕金森病(PD)。

2. **鉴别诊断**

(1)排除特发性震颤:该病多在早年发病,震颤为姿势性或动作性,常影响头部,以点头、摇晃为主,无肌强直和运动迟缓。饮酒或服用普萘洛尔(心得安)可减轻。

(2)排除亨廷顿病:该病有家族史,为常染色体显性遗传疾病,除震颤外可出现进展性舞蹈病和痴呆,基因检查可确诊。

3. **病因和发病机制**

(1)基因异常:PD 患者有 *α-synuclein*、*parkin* 和 *park3* 基因突变,*α-synuclein* 基因第 209 位的核苷酸发生了 G-A 错义突变,使其蛋白质第 53 位的丙氨酸(Ala)变成了苏氨酸(Thr),变异的蛋白质是 PD 患者神经细胞胞质中特征性嗜酸性包涵体,即路易(Lewy)小体的重要成分。已发现有 30 多种不同 *parkin* 基因缺失和点突变与早发性 PD 有关,改变的 parkin 蛋白可导致依赖泛素的蛋白降解过程异常,促使 parkin 蛋白聚集。这些蛋白质在神经细胞中异常聚积可通过多条信号通路,导致神经细胞变性死亡。

（2）多巴胺能神经递质缺乏:PD患者黑质多巴胺能神经元、酪氨酸羟化酶和多巴脱羧酶活力、纹状体多巴胺含量自30岁后随年龄增长而逐年降低。主要由黑质、纹状体多巴胺能神经元退行性变性引起,导致黑质、纹状体局部神经环路以及多巴胺投射系统异常,患者出现肢体震颤、认知功能障碍等症状。

（3）神经营养因子缺乏:PD患者黑质神经营养因子(如NGF、BDNF和GDNF等)的含量明显降低,是神经元退行性变性的上游因素。

（4）脑老化:老年人脑中血液供应减少,合成和分解代谢以及对毒素的清除能力均降低。因此,脑老化是老年神经退行性疾病患者(如PD)神经细胞变性丢失的共同致病因素。

【防治原则】

1. **预防为主**　目前对大部分老年神经退行性疾病缺乏有效的治疗药物,要积极预防。

2. **对症和神经保护性治疗**　脑循环改善剂、能量代谢激活剂、抗氧化剂。

3. **恢复神经递质的正常水平**　提高多巴胺水平,激活多巴胺受体。

4. **补充神经营养因子**　如NGF、BDNF和GDNF等。

5. **基因治疗**　如遗传性PD。

6. **手术损毁疗法**　如以微电极定位、计算机控制为特点的新的立体定位损毁疗法治疗晚期PD。

二、案例分析纲要

1. 本例患者诊断为帕金森病的主要依据是什么?

2. 试述帕金森病与特发性震颤的鉴别。

3. 试述帕金森病与亨廷顿病的鉴别。

4. 本例帕金森病患者可能的病因和潜在的发病机制是什么?

5. 基于帕金森病发病机制的可能治疗手段和方法有哪些?

6. 请尝试画出案例分析的思维导图。

案例二　"混沌"的世界

一、案例介绍

【病史摘要】

齐某某,女,51岁。因"突然剧烈头痛、呕吐,伴意识不清2h"主诉就诊。患者2h前因情绪激动,突然出现难以忍受的剧烈头痛,伴呕吐4~5次,呈非喷射状,呕吐物为胃内容物,意识不清,并伴四肢抽搐发作1次。无尿失禁及舌咬伤,1~2min后自行缓解。在附近医院诊断不详,经对症治疗后转来我院就诊。病程中无发热,不能进食,二便正常。

既往偶有头痛,未经治疗。否认高血压、糖尿病、肝炎、结核病史。家族中无类似疾病。

【体格检查】

T 36.8℃,P 80次/min,R 18次/min,BP 150/95mmHg。意识不清,记忆力、定向力、计算力、自知力和理解判断能力不配合。视神经乳头边界清楚,9点位可见一小片状玻璃膜下出血,动静脉比例2:3;双侧瞳孔等大,光反射灵敏。额纹对称,鼻唇沟等深。双肺呼吸音清晰,未闻及干湿啰音。心界不大,心率 80 次/min,律齐,未闻明显杂音。腹部平软,无压痛及反跳痛,肠鸣音存在。双侧肱二、三头肌肌腱反射及膝腱、跟腱反射对称存在。双侧掌颌反射阳性,双侧 Babinski、Chaddock 征阴性。项强三横指,Kernig 征阳性。

【辅助检查】

1. **头部 CT**　诸脑沟、池、裂可见高密度影,脑实质内未见异常,提示蛛网膜下腔出血。

2. **腰椎穿刺**　压力为 360mmHg,脑脊液呈均匀一致血性。

3. **ECG**　未见异常。

【临床思维过程】

1. **初步诊断**　根据头部 CT、腰椎穿刺检测结果提示患者蛛网膜下腔出血。

2. **确诊诊断**　进一步根据患者临床表现出记忆力、定向力、计算力、自知力和理解判断能力缺失,意识内容不清晰,并出现昏迷,可诊断为出血性脑卒中引起的意识障碍。

3. **意识障碍的发病机制**

(1)能量代谢异常:出血导致病灶周围神经元缺血缺氧,能量不足、酸中毒(包括乳酸酸中毒和高碳酸血症)、Ca^{2+}失衡、自由基生成增加、兴奋性氨基酸毒性作用和神经递质异常。

(2)神经细胞膜损伤:在缺氧性酸中毒时,脑脊液的 pH 变化比血液更加明显。当脑脊液 pH 低于 7.25 时(正常为 7.33~7.40),脑电波变慢,可能与酸中毒导致神经细胞膜损伤有关。线粒体功能紊乱,引起 ATP 产生减少、自由基生成增加,使脑细胞膜通透性增加,脑细胞内 Na^+ 含量增高,导致脑水肿而出现严重意识障碍。

(3)急性脑损伤:蛛网膜下腔出血可引起大脑两半球弥漫性炎症、水肿、坏死、血管扩张等反应,导致急性颅内压升高。颅内压升高一方面可导致脑血管受压而使脑供血减少;还可使间脑、脑干受压下移,使脑干网状结构被挤压于小脑幕切迹与颅底所围成的狭窄孔中,从而导致上行网状激活系统功能受损,出现意识障碍。

【防治原则】

1. 保持患者呼吸道通畅,迅速建立输液通路以维护循环功能。

2. 快速确定引起意识障碍的原因,并做出相应处理。

3. 生命指征、意识状态的监测。

4. 脑保护措施,控制抽搐,减轻脑水肿、降低颅内压,改善脑代谢和脑血流等。

二、案例分析纲要

1. 本例患者出现蛛网膜下腔出血的主要依据是什么?

2. 本例患者诊断为意识障碍的主要依据是什么?

3. 本例患者出现意识障碍可能的病因和潜在的发病机制是什么?

4. 基于意识障碍发病机制的防治原则有哪些?

5. 请尝试画出案例分析的思维导图。

(王小川)

第十九章

多器官功能障碍

案例一 分秒必争地呼吸、心搏骤停

一、案例介绍

【病史摘要】

患者,男,46岁。以"发热5d,心肺复苏术后3d"主诉入院。患者5d前无明显诱因出现发热,自测体温38.5℃,伴咳嗽,咳黄色脓痰。否认全身乏力、头晕、头痛、肌肉酸痛、腹痛、腹泻、胸痛、心悸、尿频、尿急、尿痛等不适。遂至当地医院就诊,予以抗病毒、第2代头孢菌素类抗生素抗感染治疗2d,体温仍波动在38.0~39.0℃。3d前上午8:00,患者在当地医院查血常规示白细胞、中性粒细胞及C反应蛋白显著升高,予以第3代头孢菌素类抗生素抗感染。当天14:00患者在家中突发晕倒,伴意识不清,无口吐白沫、四肢抽搐、大小便失禁、口角歪斜等表现,家人遂呼叫120。120急救人员到场后行心电图检测示心室颤动,予以电除颤、胸外按压后转运至当地医院。转运途中患者发生心室颤动2次,均予以电除颤复律。当地医院完善相关检查后,予以气管插管、醒脑、降低颅内压等治疗2d,患者意识仍未恢复且反复高热,遂于昨天14:30由120转至我院,完善相关检查,并予美罗培南抗感染,辅以保肝、护胃、扩冠、降颅压、纠正电解质紊乱等对症支持治疗,患者病情危重,为进一步诊疗收入ICU治疗。患者既往有长期咳嗽、咳痰病史2年余,近2个月来晨起咳嗽加重,伴黄色脓痰。

患者自起病以来,食欲缺乏、夜眠差,目前气管插管接呼吸机辅助通气,P-SIMV模式,格拉斯哥昏迷指数评分(GCS)3分。

【体格检查】

T 37.8℃,R 30次/min,P 123次/min,BP 123/80mmHg。深昏迷。全身皮肤无黄染,双侧瞳孔等大等圆,直径约3mm,对光反射迟钝。颈软,全身未触及肿大淋巴结,甲状腺未触及。双肺呼吸音稍粗,右下肺可闻及湿啰音。心律齐,各瓣膜听诊区未闻及病理性杂音。腹软,肝脾肋下未触及,肠鸣音约4次/min。双下肢无水肿,双上肢肌力减弱,双下肢肌张力增高,生理反射存在,病理反射阴性。

1. **发病第1天辅助检查** 患者本次入院5d前(发病第1天),在当地医院进行的相关检查。

(1)实验室检查(表19-1)

表19-1 患者发病第1天实验室检查结果

项目	检测值	单位	正常范围
白细胞	5.87	$\times 10^9$/L	3.5~9.5
中性粒细胞占比	61	%	40~75

续表

项目	检测值	单位	正常范围
血红蛋白	131	g/L	130~175
血小板	209	×10⁹/L	125~350
C反应蛋白（CRP）	63	mg/L	<10
pH	7.30		7.35~7.45
PaO_2	54	mmHg	60~100
$PaCO_2$	33	mmHg	35~45
实际碳酸氢盐（AB）	20	mmol/L	22.0~27.0
碱剩余（BE）	−9.0	mmol/L	−3.0~3.0
乳酸	5.3	mmol/L	0.70~2.70
Na^+	139	mmol/L	130~147
K^+	2.9	mmol/L	3.50~5.10
Cl^-	109	mmol/L	99~110
Ca^{2+}	1.01	mmol/L	2.00~2.75
NT-proBNP	431.0	pg/ml	5~115
活化部分凝血活酶时间（APTT）	19.6	s	22.3~38.7
凝血酶原时间（PT）	13.2	s	10.0~16.0
INR	1.2		/
纤维蛋白原（Fg）	1.9	g/L	1.8~3.5
纤维蛋白原降解产物（FDP）	2.9	mg/L	0~5
D-二聚体	7.8	mg/L	<0.55
谷丙转氨酶（ALT）	161	U/L	9~50
谷草转氨酶（AST）	267	U/L	15~40
总胆红素	9.6	μmol/L	4.7~24
结合胆红素	2.3	μmol/L	0~6.8
白蛋白	38	g/L	35~55
血糖	16.0	mmol/L	3.90~6.10

（2）头胸腹盆CT：头颅CT未见异常；两肺下叶感染，右侧为甚，气管憩室；结肠扩张。

2. **发病第3天辅助检查**　本次入院3d前（发病第3天），患者呼吸、心搏骤停，在当地医院进行的相关检查。

（1）实验室检查（表19-2）

（2）心电图检查：窦性心动过速；ST段水平型压低（0.1~0.2mV）：Ⅱ、Ⅲ、aVF、V_4~V_6。

表 19-2　患者本次入院 3d 前(发病第 3 天)的实验室检查结果

项目	检测值	单位	正常范围
白细胞	14.20	$\times 10^9/L$	3.5~9.5
中性粒细胞占比	85	%	40~75
血红蛋白	112	g/L	130~175
血小板	187	$\times 10^9/L$	125~350
C 反应蛋白(CRP)	133	mg/L	<10
pH	7.21		7.35~7.45
PaO_2	45	mmHg	60~100
$PaCO_2$	35	mmHg	35~45
实际碳酸氢盐(AB)	18	mmol/L	22.0~27.0
碱剩余(BE)	-10.6	mmol/L	-3.0~3.0
乳酸	11.1	mmol/L	0.70~2.70
Na^+	142	mmol/L	130~147
K^+	3.3	mmol/L	3.50~5.10
Cl^-	108	mmol/L	99~110
Ca^{2+}	1.01	mmol/L	2.00~2.75
肌红蛋白	512.0	ng/ml	<70
高敏肌钙蛋白 I	1 618.6	pg/ml	<30
肌酸激酶同工酶(CK-MB)	55.7	ng/ml	0.3~4
NT-proBNP	4 368.0	pg/ml	5~115
活化部分凝血活酶时间(APTT)	20.6	s	22.3~38.7
凝血酶原时间(PT)	15.2	s	10.0~16.0
INR	1.4		/
纤维蛋白原(Fg)	3.9	g/L	1.8~3.5
纤维蛋白原降解产物(FDP)	5.96	mg/L	0~5
D-二聚体	9.2	mg/L	<0.55
谷丙转氨酶(ALT)	123	U/L	9~50
谷草转氨酶(AST)	162	U/L	15~40
总胆红素	11.6	μmol/L	4.7~24
结合胆红素	4.3	μmol/L	0~6.8
白蛋白	32	g/L	35~55
血糖	7.5	mmol/L	3.90~6.10

3. 发病第5天的辅助检查　本次入院前(发病第5天),在我院进行的相关检查。

(1)实验室检查(表19-3)

表19-3　患者本次入院前(发病第5天)的实验室检查结果

项目	检测值	单位	正常范围
白细胞	10.84	$\times 10^9$/L	3.5~9.5
中性粒细胞占比	79	%	40~75
血红蛋白	137	g/L	130~175
血小板	206	$\times 10^9$/L	125~350
C反应蛋白(CRP)	152	mg/L	<10
pH	7.37		7.35~7.45
PaO_2	139	mmHg	60~100
$PaCO_2$	33	mmHg	35~45
实际碳酸氢盐(AB)	19.9	mmol/L	22.0~27.0
碱剩余(BE)	-6.3	mmol/L	-3.0~3.0
乳酸	2.50	mmol/L	0.70~2.70
降钙素原(PCT)	79.8	ng/ml	<0.50
Na^+	145	mmol/L	130~147
K^+	3.75	mmol/L	3.50~5.10
Cl^-	116	mmol/L	99~110
Ca^{2+}	2.00	mmol/L	2.00~2.75
肌红蛋白	608.0	ng/ml	<70
高敏肌钙蛋白I	7 507.5	ng/ml	<30
肌酸激酶同工酶(CK-MB)	28.3	μg/L	0.3~4
NT-proBNP	5 745.2	pg/ml	5~115
活化部分凝血活酶时间(APTT)	34.5	s	22.3~38.7
凝血酶原时间(PT)	15.0	s	10.0~16.0
INR	1.29		/
纤维蛋白原(Fg)	6.6	g/L	1.8~3.5
纤维蛋白原降解产物(FDP)	6.9	mg/L	0~5
D-二聚体	1.44	mg/L	<0.55
谷丙转氨酶(ALT)	106	U/L	9~50
谷草转氨酶(AST)	138	U/L	15~40
总胆红素	9.3	μmol/L	4.7~24
结合胆红素	2.5	μmol/L	0~6.8

续表

项目	检测值	单位	正常范围
白蛋白	30	g/L	35~55
血糖	6.78	mmol/L	3.90~6.10
尿素	4.5	mmol/L	2.5~7.1
肌酐	73	μmol/L	62~115
尿酸	469	μmol/L	208~428
估算肾小球滤过率(eGFR)	105.7	ml/(min·1.73m²)	≥90

（2）影像学检查

1）胸片：两肺纹理略多，两肺渗出。

2）头颅 CT：弥漫性脑水肿。

【临床思维过程】

1. **诊断过程** 根据患者病史、体格检查、辅助检查，初步考虑为"脓毒症、呼吸心搏骤停（心肺复苏术后）、重症肺炎、呼吸衰竭、心肌损伤、缺血缺氧性脑病、电解质紊乱（低钾血症）、代谢性酸中毒"。

为实时评估患者病情变化，需动态监测血常规、血气分析、床旁胸片、心肌蛋白、心电图、电解质等指标。

2. **诊治原则** 该患者病情的主要矛盾为同时存在多器官功能衰竭，涉及呼吸衰竭、心肌损伤、缺血缺氧性脑病、酸碱及电解质紊乱等。每个系统需完善进一步检查。诊治原则要点如下：

（1）呼吸系统：结合患者病史、实验室检查及胸部 CT 影像学证据，重症肺炎诊断明确，患者曾出现呼吸骤停、伴随低氧血症，考虑感染引发 I 型呼吸衰竭，导致机体氧供不足，下一步完善床旁支气管镜、痰培养、痰二代测序（next-generation sequencing，NGS）等检查明确病原体，现暂予经验性抗感染、辅以气管插管接呼吸机辅助通气，辅以雾化吸入、翻身拍背促排痰。

（2）心肌损伤：患者曾发生心室颤动，予以胸外按压、电除颤处理。患者心肌酶谱水平均明显升高，心电图提示 II、III、aVF、V_4~V_6 ST 段水平型压低（0.1~0.2mV），同时心力衰竭指标（N 端脑钠肽前体，NT-proBNP）水平进行性升高，结合患者病史及辅助检查结果，考虑存在心肌损伤，同时伴有心功能不全。可能与脓毒症、心搏骤停复苏术、内环境紊乱等因素有关，需进一步完善心脏 B 超检查以评估心脏结构，排除心脏器质性病变。治疗上予以营养心肌、降低心肌氧耗等药物。

（3）缺血缺氧性脑病：患者突发晕倒，意识不清，呼吸、心搏骤停，予以胸外按压、气管插管等抢救措施后，双侧瞳孔对光反射迟钝，GCS 3 分，复查头颅 CT 提示脑水肿，考虑存在缺血缺氧性脑病。予以甘露醇、甘油果糖脱水，脑细胞保护剂，营养神经等治疗，择期行脑电图、头颅 MRI 等检查，评估颅脑功能损伤程度。

（4）电解质及酸碱平衡紊乱：根据患者病史及血气分析、电解质检查等，患者发病第 1 天存在代谢性酸中毒、低钾血症，主要由于肺部感染引发呼吸衰竭，高热导致机体氧耗增加，乳酸堆积，引发代谢性酸中毒。予以气管插管接呼吸机辅助通气后，低氧状态纠正，乳酸水平降低，代谢性酸中毒纠正。

二、案例分析纲要

1. 本例患者先后发生过哪些疾病？诊断依据是什么？有何联系？

2. 脓毒症的定义及诊断依据是什么？本例患者感染源考虑是哪里？

3. 引发本例患者晕厥、意识不清的原因有哪些？

4. 本例患者肺部感染引发Ⅰ型呼吸衰竭的发病机制是什么？

5. 引发本例患者心室颤动的原因可能是什么？

6. 本例患者心肺复苏后，缺血缺氧对脑代谢的影响有哪些？CT提示患者存在弥漫性脑水肿，其病理生理机制是什么？

7. 患者内环境紊乱存在代谢性酸中毒，起病时伴有低钾血症，本例患者为何会出现低钾血症？其诱因有哪些？如何补钾？

8. 请尝试画出案例分析的思维导图。

案例二　岌岌可危的腹腔间室综合征

一、案例介绍

【病史摘要】

患者，男，45岁。以"腹痛、腹胀2周余"主诉入院。患者2周前（7月13日）早餐进食油腻饮食后出现中上腹部疼痛，进行性加重。无恶心、呕吐、腹泻、呕血、黑便、黄疸、发热等不适。遂至当地医院查腹部CT示急性胰腺炎伴胰周渗出，血淀粉酶4 530IU/L，诊断为"急性胰腺炎"。予以禁食、补液、抑酸、抑酶、抗感染等治疗。7月14日患者出现血压降低（80/50mmHg），心率增快（110~130次/min），血氧饱和度下降至80%，四肢发冷、发绀，同时出现少尿，血K^+升高（7.0mmol/L），肌酐升高（229μmol/L），考虑病情加重，遂转至ICU治疗。经高流量吸氧、补液扩容，去甲肾上腺素、多巴胺升压，纠正水、电解质紊乱等治疗，患者出现呼吸急促，少尿未改善。7月15日行气管插管接呼吸机辅助通气，复查胸腹盆腔CT示急性坏死性胰腺炎伴周围渗出，包裹性积液，腹盆腔积液，胆囊炎，胆囊结石，胆总管下段结石，双肾周围渗出，两肺渗出，两侧胸腔积液伴双肺节段性膨胀不全，遂行左右侧胸腔及右侧腹腔穿刺引流，引流出暗褐色液体。患者出现高热，感染指标升高，7月22日血培养提示酵母样真菌生长，加用抗真菌药。7月25日腹腔引流液出现脓性，7月26日血培养提示革兰氏阴性杆菌生长，腹水常规白假丝酵母菌阳性，再次调整抗生素应用。7月27日查降钙素原（PCT）>100ng/ml，C反应蛋白209.67mg/L，真菌D-葡聚糖>600pg/ml，血培养白假丝酵母菌阳性。患者病情持续恶化，遂120转至上级医院，当天夜间行坏死性胰腺炎清创引流术，术中见全胰腺坏死，腹腔内、肠间隙、盆腔脓液集聚，肾周、肠系膜、升结肠坏死可能，全小肠水肿，行回肠造口术，腹腔临时开放切口。

患者目前气管插管接呼吸机辅助通气，P-SIMV模式，格拉斯哥昏迷指数评分（GCS）5分，胃肠解压，入院24h尿量30ml，大便未解，体重较发病前减轻5kg。否认特殊既往史。

【体格检查】

T 40.0℃，R 41次/min，P 148次/min，BP 82/42mmHg。气管插管接呼吸机辅助通气，P-SIMV模式，GCS 5分，皮肤巩膜未见黄染，浅表淋巴结未及肿大。两肺呼吸音粗，双下肺呼吸音低，未闻及干湿啰音。心律齐，各瓣膜听诊区未闻及杂音。腹部开放切口，三腔冲洗管引流中,腹膨隆,腹内压 24cmH₂O,肠鸣音 2 次/min,未闻及腹部血管杂音。四肢湿冷,双下肢无水肿。生理反射存在,病理反射阴性。

【辅助检查】

1. **发病第 1 天检查** 7 月 13 日(发病第 1 天),所做的相关检查。

(1)实验室检查(表 19-4)

表 19-4 7 月 13 日(发病第 1 天)实验室检查结果

项目	检测值	单位	正常范围
白细胞	19.5	$\times 10^9$/L	3.5~9.5
中性粒细胞占比	89	%	40~75
血红蛋白	127	g/L	130~175
血小板	303	$\times 10^9$/L	125~350
血淀粉酶	4 530	IU/L	35~135
pH	7.23		7.35~7.45
PaO₂	47.8	mmHg	60~100
PaCO₂	38.9	mmHg	35~45
实际碳酸氢盐(AB)	13.8	mmol/L	22.0~27.0
碱剩余(BE)	−8.3	mmol/L	−3.0~3.0
谷丙转氨酶(ALT)	22	IU/L	9~50
谷草转氨酶(AST)	290	IU/L	15~40
γ 谷氨酰转肽酶(γ-GT)	87	IU/L	10~60
总胆红素	47.2	μmol/L	4.7~24
结合胆红素	41.2	μmol/L	0~6.8

(2)影像学检查 腹部 CT 示急性胰腺炎伴胰周渗出,胆囊泥沙样结石。

2. **发病第 2 天检查** 7 月 14 日(发病第 2 天),所做的实验室检查(表 19-5)。

表 19-5 7 月 14 日(发病第 2 天)实验室检查结果

项目	检测值	单位	正常范围
Na⁺	142	mmol/L	130~147
K⁺	7.0	mmol/L	3.50~5.10
Cl⁻	100	mmol/L	99~110
Ca²⁺	1.20	mmol/L	2.00~2.75
尿素	20.3	mmol/L	2.5~7.1
肌酐	229	μmol/L	62~115
估算肾小球滤过率(eGFR)	49.1	ml/(min·1.73m²)	≥90

3. **发病第 3 天检查** 7 月 15 日(发病第 3 天),所做的影像学检查。

胸腹盆腔 CT:急性坏死性胰腺炎伴周围渗出,包裹性积液,腹盆腔积液,胆囊炎,胆囊结石,胆总管下段结石,双肾周围渗出,两肺渗出,两侧胸腔积液伴双肺节段性膨胀不全。

4. **发病第14天检查**　7月26日(发病第14天),所做的实验室检查(表19-6)。

表19-6　7月26日(发病第14天)实验室检查结果

项目	检测结果
血培养	革兰氏阴性杆菌阳性
腹水培养	白假丝酵母菌阳性

5. **发病第15天检查**　7月27日(发病第15天),所做的实验室检查(表19-7)。

表19-7　7月27日(发病第15天)实验室检查结果

项目	检测值	单位	正常范围
降钙素原(PCT)	>100	ng/ml	<0.50
C反应蛋白(CRP)	209.67	mg/L	<10
真菌D-葡聚糖	>600	pg/ml	<60
血培养	白假丝酵母菌阳性		

6. **发病第16天检查**　7月28日(发病第16天),所做的实验室检查(表19-8)。

表19-8　7月28日(发病第16天)实验室检查结果

项目	检测值	单位	正常范围
白细胞	1.85	$\times 10^9$/L	3.5~9.5
中性粒细胞占比	86	%	40~75
血红蛋白	79	g/L	130~175
血小板	31	$\times 10^9$/L	125~350
C反应蛋白(CRP)	116	mg/L	<10
pH	7.17		7.35~7.45
PaO_2	92	mmHg	60~100
$PaCO_2$	38.9	mmHg	35~45
实际碳酸氢盐(AB)	13.8	mmol/L	22.0~27.0
碱剩余(BE)	−13.3	mmol/L	−3.0~3.0
乳酸	6.96	mmol/L	0.70~2.70
Na^+	152	mmol/L	130~147
K^+	4.64	mmol/L	3.50~5.10
Cl^-	95	mmol/L	99~110
Ca^{2+}	2.27	mmol/L	2.00~2.75
活化部分凝血活酶时间(APTT)	48.5	s	22.3~38.7
凝血酶原时间(PT)	20.7	s	10.0~16.0

续表

项目	检测值	单位	正常范围
INR	1.82		/
凝血酶时间（TT）	17.60	s	14.00~21.00
纤维蛋白原（Fg）	1.8	g/L	1.8~3.5
纤维蛋白原降解产物（FDP）	7.6	mg/L	0~5
D-二聚体	1.86	mg/L	<0.55
尿素	19.6	mmol/L	2.5~7.1
肌酐	318	μmol/L	62~115
估算肾小球滤过率（eGFR）	19.1	ml/(min·1.73m^2)	≥90

【临床思维过程】

1. **诊断过程** 根据患者病史、体格检查、辅助检查,初步考虑为"重症急性胰腺炎(胆源性)、脓毒性休克(腹腔感染、血流感染)、多器官功能衰竭、急性呼吸窘迫综合征(ARDS)、急性肾损伤(AKI)、代谢性酸中毒、电解质紊乱(高钾血症)"。

为实时评估患者病情变化,需动态监测生命体征、尿量、血常规、血气分析、床旁胸片、肾功能、电解质等指标。

2. **诊治原则** 该患者病情的主要矛盾为重症急性胰腺炎引发腹腔、血流感染,导致脓毒性休克,同时合并多器官功能衰竭,涉及循环衰竭、呼吸衰竭、急性肾功能损伤。原发病及各系统的诊治原则要点如下:

(1)原发病:该患者原发病确诊为重症急性胰腺炎(胆源性),同时存在腹腔感染、血流感染、腹腔间室综合征。内科治疗感染控制不佳,脓毒性休克难以纠正,同时有多器官功能衰竭,涉及急性肾功能不全、呼吸衰竭、心力衰竭、电解质及酸碱平衡紊乱等,故通过外科干预,清除引流腹腔坏死组织,减轻腹腔压力,改善机体循环、呼吸功能。

(2)循环系统:患者目前存在脓毒性休克,根据患者临床表现、生命体征及腹腔引流液、血液等培养结果,提示重症急性胰腺炎引发腹腔感染伴血流感染,予以积极抗休克治疗后,仍存在血流动力学不稳定,循环衰竭导致机体灌注氧供不足,引发代谢性酸中毒、乳酸水平升高。应予以积极抗感染治疗,加强手术创面引流。并予以晶体、胶体补液充分扩容,调节液体分布,去甲肾上腺素、多巴胺升压,维持循环稳定。

(3)呼吸衰竭:患者存在呼吸频率增快,血氧饱和度下降,皮肤发绀,血气分析提示Ⅰ型呼吸衰竭伴代谢性酸中毒。根本原因主要是重症急性胰腺炎导致两肺炎症性渗出,引发急性呼吸窘迫综合征。患者出现难治性低氧血症,感染性休克引发的血流动力学不稳定,组织灌注不足,进而加重机体氧供不足,引发代谢性酸中毒。予以气管插管接呼吸机辅助通气,辅以镇痛、镇静、肌肉松弛等药物以降低氧耗,以纠正低氧血症。

(4)急性肾衰竭:患者起病第2天出现少尿,肌酐升高,高钾血症。既往无肾功能不全病史,结合患者临床表现、腹内高压、休克导致组织灌注不足,故该患者急性肾功能损伤主因考虑为肾前性因素。患者入院后出现无尿,肌酐进行性升高,代谢性酸中毒加重,应予以积极补液、扩容,血管活性药物维持血流动力学稳定,纠正水、电解质紊乱,必要时行肾脏替代治疗,同时避免肾毒性药物。

二、案例分析纲要

1. 本例患者哪些器官系统存在功能障碍？诊断依据是什么？有何联系？

2. 脓毒性休克的定义及诊断标准是什么？本例患者感染源考虑是哪里？

3. 腹腔间室综合征的诊断标准及临床表现是什么？其对循环、呼吸、肾脏功能的影响有哪些？

4. 本例患者休克的病理生理类型是什么？其发病机制及血流动力学的特征是什么？

5. 引发本例患者 ARDS 的原因有哪些？ARDS 的病理生理特点有哪些？呼吸支持治疗有何要求？

6. 本例患者发生急性肾功能不全的病因什么？如何鉴别肾前性 AKI 和肾性 AKI？该患者是否存在肾脏替代治疗指征？

7. 请尝试画出案例分析的思维导图。

（陈尔真　陈薇薇　尹　君　何小华）